肾脏疾病防治百问

主 编

张建设 赵 楠 张西凯

副主编

吕振华 杨 敏 赵寿彬

李炳建 刘国斌 任建立

主 审

陈长青

编 者

宋玲华 常慧贤 吕桂欣 王明芬

乔秋霖 王俊杰 田 雪 贺卫超

孙建敏 张岚俊 高雅南 张少国

金盾出版社

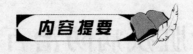

内容提要

本书介绍了肾脏疾病基础知识、肾脏疾病检查技术和肾脏疾病防治方法,对各种肾脏疾病防治做了详尽和具体的阐述,内容深入浅出、通俗易懂、便于掌握,突出了科普性、实用性和群众性,既适合广大城乡读者家庭实践,又适合广大基层医护人员参考应用。

图书在版编目(CIP)数据

肾脏疾病防治百问/张建设,赵楠,张西凯主编 .— 北京 : 金盾出版社,2018.12

ISBN 978-7-5186-1479-0

Ⅰ.①肾⋯ Ⅱ.①张⋯②赵⋯③张⋯ Ⅲ.①肾疾病—防治—问题解答 Ⅳ.①R692-44

中国版本图书馆 CIP 数据核字(2018)第 188368 号

金盾出版社出版、总发行

北京太平路 5 号(地铁万寿路站往南)
邮政编码:100036 电话:68214039 83219215
传真:68276683 网址:www.jdcbs.cn
双峰印刷装订有限公司印刷、装订
各地新华书店经销

开本:850×1168 1/32 印张:6.375 字数:124 千字
2018 年 12 月第 1 版第 1 次印刷
印数:1~5 000 册 定价:21.00 元

前言

　　肾脏在泌尿系统中结构和功能最为复杂,肾脏疾病已成为临床常见病,具有病程较长、反复发作等特征。如果防治不及时、不彻底,易损害肾脏,直至发展为终末期肾功能衰竭(尿毒症)。此外,肾脏疾病也是儿科的常见病、多发病,在我国3.6亿小儿中,至少有300万罹患肾脏疾病,严重影响小儿的生长发育和身心健康。

　　因此,迫切需要一本专门介绍肾脏疾病防治的科普书,以适应肾脏疾病防治的需要。特别是随着医疗技术的不断发展与提高,肾脏疾病防治方法日益丰富与完善,为编写这样一本书提供了现实条件。

　　本书介绍了肾脏疾病基础知识、肾脏疾病检查技术和肾脏疾病防治方法,并注重以下几点:一是阅读对象定位为广大城乡群众和广大基层医护人员,词汇尽量大众化,减少使用医学专业术语;二是侧重临床应用与家庭实践的密切结合,用临床应用的专业理论和操作技能指导家庭实践;三是注重实用性,且便于掌握;四是内容丰富,涵盖面广,对各种肾脏疾病防治均做了详尽和具体的阐述。

　　本书编者以临床肾脏疾病专家为主,有着比较丰富的临床经验,掌握比较完善的肾脏疾病预防、治疗和护理常规与流程。但由于水平有限,在编写过程中,难免会出现一些疏漏和错误,恳请广大同仁和读者给予指正和谅解。

人类发展至今,在 4 000 多种已知的病种中,没有几种是真正能够完全治愈的。但是,这并不代表患者就不能好好地面对生活。如肾脏疾病,只要通过积极和规律的防治,好好的自我调养,生活质量仍然可以很高。让我们医患携手,共同战胜肾脏疾病,希望本书能为百姓健康助一臂之力。

编 者

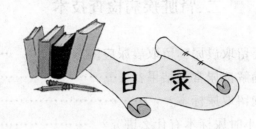

一、肾脏疾病基础知识

二、肾脏疾病检查技术

三、肾脏疾病防治方法

一、肾脏疾病基础知识

1. 肾脏在胚胎期是如何发育的？

肾脏发育要经历相互联系、重叠、交叉的三个阶段，即前肾、中肾、后肾的发育阶段。

前肾在胚胎第3周开始发育，到第5周就通过细胞凋亡而退化、消失。与此同时，中肾开始发育，到第12周会经历与前肾同样的过程—退化、消失。后肾也称永久肾，是出生后行使功能的肾脏，在胚胎第5周开始发育，第10周出现泌尿功能，随着胚胎的发育逐渐完善，尿量随之逐渐增加，胎儿的尿液与羊水混合，构成羊水的来源之一。此时，若有不利因素（如孕妇病毒感染、接受过量放射线、应用某些药物等）作用于胎儿，会导致肾脏发育异常，如肾脏、输尿管发育畸形等，并出现羊水改变，如羊水过少或过多等。

在胚胎期，胎盘暂时"代管"肾脏的工作，胎儿的肾脏不承担排泄废物、维持体内环境稳定的功能，即使肾脏有严重的结构和功能缺陷，胎儿仍可正常生长发育。胎儿出生后，这一功能迅速转移给肾脏，肾脏功能迅速成熟，以适应子宫外生活和各种应激变化的需要，并承担机体的泌尿、内分泌和排泄功能，从而成为真正意义的功能肾脏。

肾单位是组成肾脏功能和结构的基本单位,由肾小球和肾小管组成。肾单位的胚胎发育在 34～36 周完成,但其内部结构、功能完善与成熟还需要相当长一段时间。足月新生儿每个肾脏约有 100 万个肾单位,肾小球的平均直径只有成年人的 1/3～1/2,肾小管平均长度相当于成年人的 1/10。这种结构上的差异,在出生后 12～14 个月消失,肾脏的各种生理功能,在 1 岁至 1 岁半后才达到成年人水平。妊娠期疾病和中毒性反应,可导致胎儿肾脏发育不良,妊娠早期要注意预防感冒、合理饮食、选择适宜居住环境,减少或避免接触放射性物品和某些对胎儿有影响的药物等。随着现代生活的进步,电子产品成为生活必需品,如电脑、手机等,妊娠期一定要注意减少与此类产品长时间接触,避免放射线损害或影响胎儿肾脏和其他器官的正常发育。

2. 肾脏的解剖特点是什么?

每个正常人的体内都有两个外形如扁豆、呈红褐色的肾脏,深居于腰椎两旁腹膜后的浅窝中,因为正处在腰部,人们习惯称之为"腰子"。

肾脏是身体极为重要的器官,与人的生命关系密切。肾脏长 10～12 厘米、厚 3～4 厘米、宽 5～6 厘米,重量仅有 130 克左右。肾脏外缘弯弯地向外凸出。肾脏内缘弯弯地向内凹陷,形成肾门,血管(肾动脉和肾静脉)、神经、淋巴管、输尿管等都由肾门进出肾脏。肾脏表面有 3 层膜,即纤维囊、脂肪囊、肾筋膜,其中肾筋膜是一层坚韧的结缔组织膜,包被于肾脏最外层,起到固定的作用。肾脏外层为皮质、深层为髓质。髓质是由8~18个肾锥体组成,肾锥体尖端突入肾小盏成为肾乳头。皮质嵌入肾锥体之间部分为肾柱。每个肾锥体及其周围相连的皮质组成一个肾叶,肾叶间有叶间血管(小动脉和小静脉)。每1~2个肾乳头被一个漏斗状的肾小盏包绕,肾小盏合成肾盂,肾盂向下逐渐缩小连接输尿管。肾脏由肾实质和肾间质组成,肾实质由肾单位和集合管组成,肾间质由少量结缔组织、血管和神经组成。每个肾脏约有100~200万个肾单位,肾单位是肾脏结构和功能的基本单位。见图1。

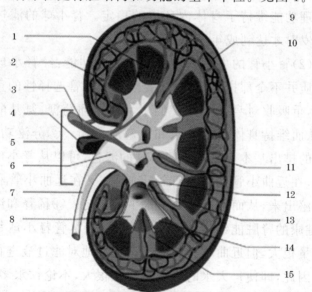

图 1　肾脏解剖示意图

1. 肾椎体　2. 小动脉　3. 肾动脉　4. 肾静脉　5. 肾门　6. 肾盂
7. 输尿管　8. 肾小盏　9. 肾筋膜　10. 小静脉　11. 肾单位
12. 肾门　13. 肾大盏　14. 肾乳头　15. 肾柱

3. 肾脏的生理功能是什么?

肾脏是身体排污清毒的重要器官,是由肾单位、近血管球复合体、肾间质、血管、神经等组成,生理功能包括以下三个方面:

(1)肾小球的滤过功能:肾小球是产生尿的场所,通过排出尿而排出体外摄入或体内代谢所产生的废物,其中含氮类废物如尿素氮、肌酐等,多数由肾小球排出。肾脏这一主要生理功能维持了身体内环境的稳定。肾小球的滤过功能到 2 岁时才达到成年人水平。

(2)肾小管的生理功能:①重吸收功能:经肾小球滤过的物质并不全部排出体外,还要经过肾小管选择性的重吸收过程,重吸收对身体"有用"的水、离子、葡萄糖、氨基酸等物质,从而维持身体正常的水和电解质平衡。②分泌功能:钾离子的排出基本不依赖于肾小球的滤过,可以从肾小球自由滤出,在近曲小管几乎全部被重吸收,又在远曲小管和集合管分泌出来,从而保证钾离子水平的稳定。③稀释和浓缩功能:健康的肾脏能维持体液总量的稳定,尽管肾小球每天的滤过量很大,但近曲小管却能有选择性地对滤过液进行重吸收。因此,即使每天水的摄入量变化很大,不论饮水多少,体液总量总能维持在一个恒定的水平,这都是肾小管的"功劳"。其中,主要是下丘脑分泌的抗利尿激素起着重要的作用。当身体缺水时,血液浓缩,渗透压升高,刺激下丘脑分泌抗利尿激素,经血液循环到达远曲小管和集合管,增加水的重吸收,造成尿浓缩,直接导致尿量减少和尿颜色加深;反之,当身体水过多时,血液稀释,渗透压下降,下丘脑分泌抗利尿激素减少,肾小管和集合管对水的重吸收减少,造成尿稀释,直接导致尿量增多和尿颜色变浅。因此,维持体液总量的稳定这一重要环节,基本是由肾小管来完成的。④维持酸碱平衡:正常身体细胞外液 pH 为 7.35～7.45,低于此值低限称为酸中毒,高于此值高限称为碱中毒。肾小管可通过重吸收碱性碳酸氢根、分泌酸性氢和氨来调节身体产生的酸性物质,保持身体的酸碱平衡。

(3)肾脏的内分泌功能:肾脏可产生许多内分泌激素,这些内分泌激素具有重要的生理功能。①肾素:肾小球旁细胞分泌的肾素,使肝内合成的血管紧张素原转变为血管紧张素Ⅰ,后者在肝内血管紧张素转换酶的作用下生成血管紧张素Ⅱ,其很强的收缩血管作用使血压升高,并能刺激醛固酮分泌。②前列腺素:肾脏分泌的前列腺素,具有调节神经内分泌和心脏、肾脏、消化、呼吸、血液、生殖等器官的多种生理功能,并能调节糖、脂肪、蛋白质和水盐代谢,参与各种疾病的发病机制。③激肽释放酶:肾脏分泌的激肽释放酶,是维持血压平衡中降压系统的重要组成部分,还具有调节肾脏血流量和水盐代谢的作用,并通过与肾素-血管紧张素系统以及一氧化氮之间的相互作用,参与血压和肾脏功能的调节。④促红细胞生成素:肾小球旁器分泌的促红细胞生成素,作用于肝脏的红细胞生成素原,使之转变为红细胞生成素,后者作用于骨髓,促进定向干细胞向红细胞发展,并促进红细胞成熟与释放。当肾脏实质丧失,导致红细胞生成素减少时,引起正色素性贫血,称为肾性贫血,常见于慢性肾功能衰竭。相反,若患有多囊肾、良性肾囊肿或肾癌时,因红细胞生成素增多导致红细胞增多症。⑤1-α羟化酶:肾间质分泌的 1-α羟化酶,使在肝脏活化的 25-羟维生素 D_3 转变成激素形式的 1,25-二羟维生素 D_3,以调节钙、磷代谢。⑤肾脏也可灭活胃泌素、胰岛素、甲状旁腺素等内分泌激素。

4. 肾小球、肾小管的解剖特点和生理功能是什么?

(1)肾小球为肾动脉进入肾脏后形成的毛细血管团,即为血液过滤器,肾小球毛细血管壁构成过滤膜。

肾小球过滤膜从内到外有三层结构:

内层为内皮细胞层(厚约 40 纳米),为附着在肾小球基底膜内的扁平细胞,上有无数孔径大小不等的小孔,小孔有一层极薄的隔膜。

中层为肾小球基底膜(厚约 240~370 纳米),电镜下从内到外分为三层,即内疏松层、致密层和外疏松层,为控制滤过分子大小的主要部分,是机械屏障的主要部分。

外层为上皮细胞层(厚约 40 纳米),又称足细胞,其不规则突起称足突,其间有许多狭小间隙,血液经滤膜过滤后,滤液入肾小球囊。在正常情况下,血液中绝大部分蛋白质不能滤过而保留于血液中,仅小分子物质如尿素氮、葡萄糖、电解质和某些小分子蛋白质能滤过。

系膜由系膜细胞和系膜基质组成,为肾小球毛细血管丛小叶间的轴心组织,并与毛细血管的内皮直接相邻,起到肾小球内毛细血管间的支持作用。系膜细胞中存在收缩性纤维丝,通过刺激纤维丝收缩,调节肾小球毛细血管表面积,从而对肾小球血流量有所控制;系膜细胞能维护邻近基底膜和对肾小球毛细血管起支架作用;在某些中毒或疾病发生时,系膜细胞可溶解,肾小球结构即被破坏,功能也丧失;系膜细胞有吞噬和清除异物的能力,如免疫复合物、异常蛋白质和其他颗粒。

(2)肾小管是与肾小球囊壁层相连的一条细长上皮性小管,具有重吸收、排泄和分泌作用。肾小管按不同的形态结构、分布位置和功能分成三部分,近端小管、髓袢和远端小管。

近端小管分为直部和曲部,曲部又称近曲小管,位于皮质迷路内,于肾小球附近高度盘曲,电镜下腔面有大量密集规则排列的微绒毛,即光镜下的刷状缘,细胞侧面除有连接复合体外,还有许多侧突,相邻细胞侧突相互交错,故使细胞界限不清。细胞基底部有发达的质膜内褶,内褶之间的胞质内有大量纵行排列的基底纵纹。近曲小管的微绒毛、侧突和质膜内褶等结构与其功能密切相关。近端小管的功能主要是重吸收。

远端小管分为直部和曲部,曲部又称远曲小管,位于皮质迷路内,远曲小管的长度比近曲小管短,在皮质迷路内的断面比近曲小管少,远曲小管在结构上基本与远端小管直部相似,但上皮细胞略大于远端小管直部,基底纵纹和质膜内褶不如远端小管直部发达,质膜内褶内的线粒体数量较少。

远曲小管的功能是继续吸收水和钠离子,并向管腔内分泌钾离子、氢离子和氨,这对维持血液酸碱平衡有重要作用。肾上腺分泌的醛固酮和垂体后叶分泌的抗利尿激素对远曲小管有调节作用。

髓袢主要存在于肾锥体,浅表肾单位的髓袢较短,髓旁肾单位的髓袢较长。髓袢分为髓袢降支粗段、髓袢细段和髓袢升支粗段。髓袢周围有伴行的毛细血管网,其内部血液流动方向与髓袢管腔内原尿流动方向相反。在升支粗段髓袢管壁对水不通透,但能向毛细血管中主动转运钠离子,致使髓袢底部毛细血管晶体渗透压最高。在髓袢细段,高血浆渗透压使毛细血管网从髓袢内吸收水,通过这种逆流倍增机制,原尿在髓袢中实现浓缩和钠离子的等渗重吸收。

5. 西医所说的"肾"和中医所说的"肾"是同一概念吗?

有很多患者和家属,不太清楚西医所说的"肾"和中医所说的"肾"有什么区别,其实西医所说的"肾"和中医所说的"肾"有很大的差别。我们日常所说的"肾脏病",一般指的是西医所说的"肾",主要局限于肾脏本身,以及包括输尿管、膀胱、尿道在内的整个泌尿系统,主要功能是通过排尿来清除体内的有害物质,保持体液稳定和内环境稳定等。而中医所说的"肾",包括范围比较广,除了泌尿系统本身之外,还包括了生殖和内分泌功能。我们有时听到中医所说的"肾虚",其实和西医所诊断的肾炎、肾病综合征或肾功能衰竭是截然不同的,不能混为一谈,更不能病急乱投医,不能轻信任何所谓的"偏方";若发现有不适症状,及时到正规医院就诊,并规范合理用药,以免延误病情。

6. 尿是如何生成的?

肾脏是生成尿的器官,当进食、喝水等后,水经过胃肠道吸收进入血液,通过血液循环,再经过肾脏的处理后,形成尿排出体外。

尿的生成具体分为三个过程:

(1)肾小球的滤过过程:血液流经肾小球时,血浆中的水和其他物质从肾小球滤过,而形成肾小球滤过液,即原尿。

(2)肾小管的重吸收过程:原尿经过肾小管,98%的水被重吸收,包括葡萄糖、蛋白质等营养物质也全部被重吸收到血液内,剩余的水、无机盐、尿素氮、尿酸等排入膀胱,就生成了尿,也称终尿。

(3)肾小管和集合管的分泌过程:尿中有相当一部分代谢产物,经过肾小管和集合管的上皮细胞,分泌或排泄到尿中。

尿量和尿成分之所以能维持正常状态,均与滤过、重吸收和分泌这三个过程有密切关系。如果肾小球的滤过功能增加了,或肾小管的重吸收功能减退了,或肾小管和集合管的分泌功能失常了,都会直接影响到尿量和尿成分的改变。因此,对尿量变化和尿成分异常的分析,有助于临床诊断和治疗效果的观察。

7. 尿的多少靠什么来维持？

身体生成尿量的多少主要靠摄入量、环境温度、体内激素水平等因素来维持。

天气炎热可导致身体非显性失水增多,若不及时补充可导致体液相对减少,血液浓缩,血晶体渗透压增高,引起抗利尿激素分泌增多,尿浓缩引起尿量减少;或身体为保障有效循环血量,导致肾血管收缩,肾小球血流量减少,引起尿量减少。喝水多使血晶体渗透压降低,引起抗利尿激素分泌减少,尿稀释引起尿量增多;或通过肾血流量增加,使肾小球滤过率增加,而引起尿量增多。以上情况主要靠血晶体渗透压的增高或降低、抗利尿激素分泌增多或减少来维持。

小儿有别于成年人。6个月以内小儿肾脏对水、钠的调节功能远比成年人差,常可因某些因素引起脱水、酸中毒或水肿。一般成年人静脉滴注含钠盐溶液后,尿量很快增加,在二、三小时内即可将过量的水排出体外。若相似比例的含钠盐溶液给小儿静脉滴注,则尿量增加很少,将过量的水排出体外的时间要比成年人长3~4倍。所以,当小儿供水过多过急时,小儿肾脏不能更好地稀释尿而增加排尿,就会发生水肿。因此,小儿输液时应对输液量、输液速度、液体性质进行精心计算。小儿患有某些疾病时,如呕吐、不能进食进水、腹泻、出汗过多,体内水、钠不足,肾脏不能有效地浓缩尿而减少排尿,以保留体内的水、钠,易出现脱水和酸中毒。

家长要养成观察小儿尿量的习惯,特别是夏天。若小儿出现尿量少、尿色深黄,要考虑缺水的可能,如有无发热、外界环境温度过高、吃奶少、吐泻等情况,若有则及时给小儿喂水。若小儿尿量少,出现眼睑水肿、尿色发红、尿异味等情况,很可能患有泌尿系统疾病,要及时到正规医院就诊。

8. 为什么说肾脏也是一个重要的内分泌器官?

肾脏不仅是一个排泄器官,也是一个重要的内分泌器官,通过自分泌、旁分泌和胞分泌的方式产生肾素、促红细胞生成素、激肽释放酶、1-a 羟化酶、前列腺素等近 10 种激素和生物活性物质,在调节身体的血压、水电平衡、钙磷代谢等许多方面起重要作用。

(1)肾素:由肾小球旁器分泌,参与血压和肾脏血流的调节。肾脏的灌注压下降、限制盐的摄入等都是刺激肾素分泌的因素;此外,当运动、体位改变、寒冷刺激等因素使交感神经兴奋时,也会刺激肾素的分泌。

(2)促红细胞生成素:由肾小球旁器分泌,可促进骨髓红细胞集落形成单位分化成熟为红细胞,缺氧和贫血是促红细胞生成素分泌的最主要刺激因素。

(3)1-a 羟化酶:由肾间质分泌,可将 25-$(OH)D_3$ 进一步羟化为具有活性的 1,25-$(OH)_2D_3$,参与体内钙盐代谢,促进小肠对 Ca^{2+} 的吸收,促进骨骼钙化,从而参与体内钙和磷的调节。

(4)激肽释放酶:由肾脏分泌,可促使小动脉扩张,增加肾血流量,促进水、钠排泄,从而降低血压。

(5)前列腺素:由肾脏分泌,作用与激肽释放酶类似。

9. 肾脏排泄的体内毒素有哪几种?

肾脏可排泄体内许多毒素,如尿素氮、尿酸、肌酐、肌酸、芳香酸、脂肪酸等,以及胍类、酚类、吲哚类等物质。若毒素排泄障碍,可导致许多疾病。

某些蛋白质代谢产物,如尿素氮、肌酸、肌酐等,是尿毒症的主要毒素。蛋白质代谢的终末产物主要是尿素氮,尿素氮水平,反映了体内蛋白质代谢产物积聚的水平,且尿素氮的长期毒性作用,与其分解产物氰酸盐有关,可引起乏力、头痛、恶心、出血倾向等。小儿尿毒症,体内可有胍类物质蓄积,是某些氨基酸和肌酐的代谢产物。当摄入蛋白质量增加时,尿中甲基胍和胍基琥珀酸浓度升高。甲基胍是强碱性化合物,毒性很强,主要蓄积在细胞内液,可引起恶心、呕吐、腹泻、皮肤瘙痒、贫血、钙吸收减少、出血、意识障碍等。尿毒症时,肠道细菌代谢产物不能通过肾脏排泄,在体内蓄积,形成毒素作用。细菌代谢产物包括胺类、酚类等物质,胺类物质又分脂肪族胺、芳香族胺、多胺等物质,可引起多种尿毒症症状,如少尿、贫血、乏力、呕吐、高血压、心力衰竭等。

10. 正常尿量是多少?什么是少尿、无尿、多尿?

正常成年人24小时尿量在1 500～2 500毫升之间,少尿定义为 24 小时尿量小于 400 毫升,无尿定义为 24 小时尿量小于 100 毫升,多尿定义为 24 小时尿量大于 3 000 毫升。

小儿尿量个体差异较大,新生儿出生后 48 小时,正常尿量一般每小时 1～3 毫升/千克。婴儿 24 小时尿量400～500毫升、幼儿 24 小时尿量 500～600 毫升、学龄前小儿 24 小时尿量 600～800 毫升、学龄小儿 24 小时尿量 800～1 400 毫升。当学龄小儿 24 小时尿量少于 400 毫升、学龄前小儿 24 小时尿量少于 300 毫升、婴幼儿 24 小时尿量少于 200 毫升、新生儿 24 小时尿量少于 100 毫升,即为少尿。或每小时小于 1.0 毫升/千克为少尿、每小时小于 0.5 毫升/千克为无尿。

若小儿尿量突然比平日减少,应首先考虑是不是小儿喝水不够、天气炎热等原因。若排除了这些原因后仍明显尿少,就有可能是患有肾脏疾病。

少尿通常分为肾前性少尿、肾性少尿和肾后性少尿。

(1)肾前性少尿:常见病因有大出血、严重失水、烧伤、心力衰竭、重症低蛋白血症、重症肝病等血容量或有效血容量不足。常有明显的症状和体征,如心力衰竭、休克、重症肝病、重症脱水和电解质紊乱等。重度低蛋白血症则有全身凹陷性水肿和低蛋白血症,但尿检查一般少见异常,肾功能亦多在正常范围。

(2)肾性少尿:各种肾脏疾病均可引起少尿,较常见的有急性肾小球肾炎、溶血尿毒综合征、慢性肾小球肾炎等。尿检查和肾功能检测多异常。

(3)肾后性少尿:常见病因有尿路梗阻、肾下垂、输尿管炎症、肾肿瘤等。常有尿闭或少尿与多尿交替出现,尿比重、尿钠、尿渗透压多在正常范围,影像学检查对诊断有极大帮助。

少尿与无尿是肾脏疾病的突出且便于识别症状,一旦出现要及时就医,以免延误诊治。

成年人多尿常见病因有水利尿、溶质利尿、水和溶质混合利尿。水利尿是指饮水过多或各种原因造成肾脏排尿增多;溶质利尿是指尿中排泄物增多,导致高渗尿,例如高蛋白饮食、高血糖、急性肾功能衰竭恢复期、肾移植后利尿,或者心脏疾病分泌过多利尿物质所致。

小儿多尿在临床上比较常见,由不同病因引起,若延误治疗,会影响小儿的生长发育,甚至会危及生命。

(1)小儿多尿的定义:小儿多尿是指24小时尿量超过正常范围,1岁以下24小时尿量超过500毫升、3岁以下24小时尿量超过600毫升、3岁以上24小时尿量超过[600＋100×(年龄－1)]毫升,都认为是多尿。

(2)小儿多尿的定性:分为暂时性、生理性和病理性多尿。暂时性多尿多见于水肿、腹水的消退期或应用利尿剂期间,心力衰竭应用强心剂、利尿剂期间,黏液性水肿应用甲状腺素期间等情况,可不必处理。生理性多尿主要见于大量饮水、进食含水多的食物等引起,化验尿常规尿糖阴性,限水后尿比重可在1.016以上,亦不需特殊处理。

排除了以上类型后,可诊断为小儿病理性多尿,要引起重视,积极处理。小儿病理性多尿的常见病因和处理:

(1)小儿精神性烦渴多饮多尿综合征:多见于1～4岁小

儿,主要由精神因素引起习惯性多饮,致血浆渗透压降低,抑制抗利尿激素的分泌,使肾小管重吸收减少,引起尿量增多。该病无须药物治疗,应重视从饮食调节入手,配合以精神调理,逐渐改善小儿病情。

(2)小儿糖尿病性多尿:为临床最常见的引起小儿多尿的疾病,多见于10~14岁小儿。主要表现为多尿、多饮、多食和体重减轻。查血糖、尿糖即可诊断,治疗主要为糖尿病的治疗,在此不做详细叙述。

(3)小儿尿崩症:分为中枢性、肾性和混合性小儿尿崩症,为常见的小儿神经内分泌疾病,由抗利尿激素分泌不足或身体对其不敏感所致,主要表现为多尿、烦渴、多饮、低比重尿、血渗透压增高等表现,治疗以原发病治疗为主。

11.尿外观有什么临床意义?

(1)颜色:正常尿从无色至深琥珀色变化较大,取决于尿色素浓度和尿酸碱度。引起尿色异常的原因很多,除食物和药物可影响尿色外,有些疾病常可使尿色改变。因此,尿色常可为临床诊断提供线索,如乳糜尿、卟啉尿、黑尿病等。但临床上较重要的是血尿、血红蛋白尿、肌红蛋白尿之间的鉴别,并需与引起红色尿的其他原因区别,常用联苯胺试验、愈创木脂试验、邻甲苯胺试验、尿红细胞镜检等区分血尿、血红蛋白尿、肌红蛋白尿。

(2)浊度:尿排出时多较清亮,放置后可浑浊。寒冷可使尿中矿物盐结晶析出,碱性尿易出现磷酸盐沉淀,酸性尿易出现尿酸盐沉淀。尿浑浊或有沉淀物,对于正常人很常见。细菌生长可引起尿浑浊,既可由细菌本身也可由细菌的尿素酶,将尿素氮转化为磷酸盐沉淀引起尿浑浊,但不太常见。此外,轻度血尿、乳糜尿、肾病综合征脂肪尿也可致尿浑浊。

(3)泡沫:正常尿可有泡沫存在,但多数会在排出后数分钟内消失。病理性泡沫尿常见于尿中蛋白质含量增多,由于表面张力改变,排出的尿表面漂浮一层细小泡沫,这些泡沫不易消失。将蛋白尿置试管中轻轻摇晃,也可见尿表面出现小泡。

(4)比重:反映单位容积尿中溶质的质量。正常人 24 小时尿中排出可溶性固体成分的量比较恒定,比重在 1.010～1.030 之间。比重反映肾小管、集合管对尿的浓缩和稀释功能。清晨第一次尿比重通常≥1.018。病理性尿比重降低,多见于慢性肾功能损害、肾小管浓缩功能减退、尿崩症、大量饮水和补液。慢性肾功能不全时尿比重低而固定。糖尿病、饮水不足、大量出汗、呕吐、腹泻、高热等脱水状态,尿比重升高,说明肾浓缩功能正常。

12. 尿气味和酸碱度有什么临床意义?

尿具有氨味,是细菌将尿素氮分解产生氨而散发出来的气味。大肠杆菌感染时尿有腐败味,酮尿有水果芳香味,各种代谢性疾病可产生特殊气味。

饮食代谢产生结合酸经肾脏排泄,正常新鲜尿成弱酸性,酸碱度(pH)约 6.5 左右。随三餐进食成分改变,尿酸碱度(pH)波动于 5.0～7.0 之间。以动物蛋白为主食尿成酸性,以蔬菜、水果为主食尿成碱性。餐后尿酸碱度(pH)变化是由于进食后大量胃酸分泌,造成体液偏碱形成所谓"碱潮",而通常尿酸碱度(pH)随细胞外液酸碱度(pH)改变而改变,尤其午餐后改变较明显,尿酸碱度(pH)可达 8.0。若酸血症患者出现碱性尿,常提示肾小管酸中毒;若碱血症患者出现酸性尿,往往提示低血钾。持续碱性尿易发生磷酸盐(磷酸钙、磷酸镁胺)结石,高尿酸血症持续酸性尿易发生尿酸结石。

二、肾脏疾病检查技术

1. 为什么要留取晨尿？留取晨尿应注意什么？

晨尿是指早晨起床后空腹状态下第一次排出的尿，通常留取晨尿作为尿标本。因为，人在晚间一直处于睡眠状态，尿液倾向于浓缩或酸化，血细胞、上皮细胞和管型等有形成分在酸性环境中较为稳定；此外，人在早晨起床时还未进食，尿成分也可避免饮食干扰，从而保证化学成分测定的准确性。因此，留取晨尿作为尿标本，最适用于肾脏疾病尿的一般检查。留取晨尿时，有两点需要注意：

（1）留取晨尿前，应注意会阴部清洁，先用温水清洗会阴部，女性应由前向后冲洗，以防肠道细菌污染尿标本，男性应将阴茎包皮轻轻撩起，用棉签或清洁的棉质布类擦洗，以防包皮垢污染尿标本。清洁完毕后排尿，用相应容器留取约10毫升送检。

（2）留取晨尿前，不要剧烈运动，以免影响尿化学成分的稳定性，并防止出现运动性尿常规表现。

2. 怎样正确解读尿常规结果？

一张尿常规化验单内容，包括尿的颜色、透明度、酸碱度（pH）、比重、蛋白质、葡萄糖、隐血、亚硝酸盐、酮体、尿胆红素、红细胞、白细胞等项目。尿常规化验单结果通常以阴性、阳性（＋、＋＋、＋＋＋、＋＋＋＋表明程度不同）和数字表示。阳性表示异常结果。

正常尿为淡黄色、透明的液体，酸碱度（pH）多为 6.5，比重为 1.015～1.025，蛋白质、葡萄糖、隐血、亚硝酸盐、酮体、尿胆红素全是阴性，离心尿沉渣每个高倍镜视野下看到红细胞＜3 个、白细胞＜5 个。

3. 怎样正确留取尿标本？

正确留取尿标本，是保证检查结果准确性的关键步骤。

（1）通常留取晨尿作为尿标本。

（2）避免外物混入干扰检测结果，如女性避开月经期留尿标本（可能影响隐血试验、尿中红细胞检测），留取尿标本前注意清洁外阴、尿道口（避免外阴炎干扰、避免外阴分泌物或包皮垢混入），容器要清洗干净（不能用饮料瓶或有尿垢的便盆），最好直接排尿入送检的专用容器。

（3）留取 24 小时尿标本，则需将 24 小时所有尿置于同一个大容器混匀，取出 10 毫升即可。不能将尿排到容器外或与大便混合，以免 24 小时尿相关检查结果出现误差。

4. 留取 24 小时尿标本有什么讲究？

（1）如何留取 24 小时尿标本？留取 24 小时尿标本，第一天早晨某一时刻，如 7 点，排尿一次，这次尿排掉不要；从这之后，一直到第二天早晨 7 点排的尿，都要留取，一定要记得这一时间点。

（2）最重要的是留得全！留取 24 小时尿标本，不在乎喝水多少，尿量多少，最重要的是一个字"全"。也就是说，不管白天还是晚上的尿，都要留取。有人会认为，尿都满满一桶了，检查肯定够了，那后面的尿就不要了。殊不知，没有留完整，再多也没意义。

（3）若需大便，应先留取尿标本，不能让大便污染尿标本，若尿标本已经被大便污染，就必须重新开始。

（4）留取 24 小时尿标本前 3 天，避免大鱼大肉等太多荤食，不要剧烈运动，女性避开月经期，容器要清洗干净。

24 小时尿标本留取后，尽快送到医院，医院有专门的量筒，记录好 24 小时尿总量，然后把全部尿混匀，取一小杯放入专门试管送检。一般 24 小时尿标本不加防腐剂，不要留置太久送检。

5. 尿常规检查有什么临床意义？

尿常规检查是发现肾脏疾病最简单、最廉价的方法。如通过检查尿常规，无症状血尿检出率为 2.5％～13％，部分蛋白尿阳性的肾脏疾病也是通过检查尿常规发现的。一旦看到尿常规化验单出现阳性结果时,往往提示泌尿系统或肾脏出现疾病,应及时进行进一步的检查以明确诊断。因此,应将尿常规检查列入普通健康体检内容。

6. 血尿应做哪些检查?

血尿病因极其复杂,首先明确是否为真性血尿,其次明确血尿来源于肾小球还是非肾小球,最后诊断血尿病因。

(1)排除假性血尿:①尿红细胞来自邻近器官,如阴道、肛周出血或外来血混入尿中。②服用药物,如安替匹林、酚酞、利福平,中药如苏木、茜草、覆盆子等,可引起红色尿,但尿中无红细胞、隐血试验阴性。③大量溶血或肌肉溶解,多见于蚕豆病、异型输血、阵发性睡眠性血红蛋白尿、肌肉创伤(地震压迫、大量运动、持续单一体位压迫)等,可引起暗红色尿,但尿中无红细胞增多、无隐血试验阳性。④其他如先天性代谢产物引起卟啉尿,经日光暴晒后尿呈红色,尿卟啉试验阳性。⑤服用某些红色食物,如红色饮料、火龙果、蔬菜等。

(2)考虑真性血尿:积极查找血尿病因,根据病情的轻重缓急,选择不同的临床检查。①尿液分析:尿常规检查、尿显微镜检查、尿三杯实验、尿红细胞形态检查、尿红细胞容积分布曲线检查、尿脱落细胞检查、尿细菌学检查。②放射学检查:如腹部平片、排泄性尿路造影、逆行尿路造影、肾动脉和肾静脉造影、肾 CT。③泌尿系统超声波检查。④膀胱镜检查。⑤钙负荷试验:小儿镜下血尿的发生率为 0.05％～2％,高尿钙是病因之一,需要做钙负荷试验。⑥肾脏活检。

7. 怎样进行血尿的定位诊断?

(1)实验室检查:①肉眼血尿:通常 1 升尿中含血量超过 1 毫升时,外观就呈现淡红或红色。酸性尿时为浓茶色或烟灰水样。碱性或中性尿呈鲜红色或洗肉水样。若带血丝或血凝块,提示非肾小球疾病引起的血尿,在肾盂形成的血块常呈三角形,在输尿管形成的血块为细丝状,在膀胱内形成的血块不定型。②镜下血尿:显微镜高倍视野下离心尿红细胞大于 3 个,或不离心尿红细胞大于 1 个。艾迪氏计数 12 小时尿沉渣红细胞大于 50 万个。

(2)解剖定位:用尿三杯实验鉴别出血部位。①排尿开始时有血而中段和末段无血,提示出血部位在前尿道。②排尿末段有血,提示出血部位在后尿道或膀胱。③整个尿程有血,提示出血部位在膀胱以上。

(3)肾小球性与非肾小球性血尿鉴别:①普通光学显微镜检查。②相差显微镜检查。③红细胞形态:a. 正常红细胞:大小形态与外周正常红细胞相似,呈双凹圆盘状。b.轻微变形红细胞:小红细胞,形态明显小于正常红细胞,外形规则,呈球形;影子样红细胞,红细胞体积增大,血红蛋白消失,呈淡影状;球形红细胞,红细胞中央凹陷消失,体积增大呈球形;帽盔状红细胞,红细胞呈帽盔状。c.严重变形红细胞:棘红细胞,形态呈面包圈状,伴 1 个或数个小泡状突起,是肾小球性血尿的特异形态。肾小球性血尿:含有不同数量正常红细胞,变形红细胞＞30％;非肾小球性血尿:为均一的正常红细胞或含有变形红细胞＜30％。④尿红细胞容积分布曲线和红细胞平均体积:a.红细胞容积分布曲线:若为肾小球性血尿,曲线左移,峰值小于正常范围血细胞体积;若为非肾小球性血尿,呈正态分布峰值,位于正常范围或大于正常范围血细胞体积;若为混合性血尿,同时具有以上两个峰值。b.红细胞平均体积:若为肾小球性血尿,红细胞体积小于72飞升;若为非肾小球性血尿,红细胞体积大于72飞升。

8. 血尿的常见病因是什么?

(1)肾脏和尿路疾病

①各种炎症:急慢性肾小球肾炎、急慢性肾盂肾炎、急性膀胱炎、尿道炎、泌尿系统结核、泌尿系统霉菌感染等。

②结石:肾盂、输尿管、膀胱、尿道等任何部位结石,当结石移动时划破尿路上皮,既容易引起血尿亦容易继发感染。大块结石可引起尿路梗阻,甚至引起肾功能损害。

③肿瘤:泌尿系统任何部位的恶性肿瘤,或邻近器官的恶性肿瘤,侵及泌尿系统时,均可引起血尿。

④外伤:是指暴力伤及泌尿系统。

⑤先天畸形:多囊肾、先天性肾小球基底膜超薄、胡桃夹现象等。

（2）全身性疾病

①出血性疾病：血小板减少性紫癜、过敏性紫癜、血友病、白血病、恶性组织细胞病、再生障碍性贫血等。

②结缔组织病：系统性红斑狼疮、皮肌炎、结节性多动脉炎、硬皮病等。

③感染性疾病：钩端螺旋体病、流行性出血热、丝虫病、感染性细菌性心内膜炎、猩红热等。

④心血管疾病：充血性心力衰竭、肾栓塞、肾静脉血栓等。

⑤内分泌代谢疾病：痛风性肾病、糖尿病性肾病、甲状旁腺功能亢进等。

⑥物理化学因素：食物过敏、放射线照射、药物（如磺胺、酚、汞、铅、砷等中毒、大量输注甘露醇或甘油等）、毒物、运动后等。

（3）邻近器官疾病

子宫、阴道或直肠的肿瘤侵及泌尿系统。

9. 腰痛血尿综合征有什么临床表现？

多见于青年女性，有服用含雌激素避孕药史，腰痛为一侧或两侧，伴肉眼或镜下血尿，部分患者伴尿痛、低热，易被误诊为急性肾盂肾炎。病理改变在肾动脉，肾动脉造影可见肾动脉终末支狭窄、迂曲。停药后症状常减轻或消失。

10. 白细胞尿有什么临床意义？

尿中含较多白细胞或脓细胞称为白细胞尿。

（1）化验检查

①尿沉渣高倍镜检查：清洁中段尿离心后白细胞＞5/高倍镜视野。

②白细胞形态：白细胞尿多见于泌尿系统感染，如膀胱尿道炎、急性肾盂肾炎、尿路结石并发感染或肾结核等。但有下述不同形态白细胞尿时，帮助疾病诊断，如嗜酸白细胞尿可见于过敏性间质性肾炎，淋巴细胞尿可见于狼疮性肾炎活动期，中性多形核白细胞尿可见于急性肾炎或急进性肾炎早期。

（2）注意事项

①留取尿标本要规范，取清洁中段尿，避免白带污染。

②白细胞尿并不一定皆由泌尿系统感染引起。

11. 尿中上皮细胞有什么临床意义？

尿中上皮细胞有多种形式。

（1）鳞状上皮细胞多来自近尿道口处的表层。

（2）移行上皮细胞多来自肾盂，亦可来自输尿管或膀胱颈部。

（3）肾小管上皮细胞来自肾小管。

正常尿中偶见鳞状上皮细胞和移行上皮细胞。膀胱尿道炎、肾盂肾炎,尿中可见较多移行上皮细胞,并伴多量白细胞。肾盂结石、输尿管结石,尿中亦可见移行上皮细胞。正常尿中不应见到肾小管上皮细胞,否则说明肾实质损害,常见于肾小管损害、急性肾小管坏死利尿期、肾移植术后排异反应等。

12. 尿中管型有什么种类和临床意义?

管型是指在肾小管内由蛋白质凝固而形成的圆柱体。正常尿中可见少量透明管型、细胞管型和颗粒管型。若尿中管型数量增加或出现多种管型时,称为管型尿。尿中出现各种管型的临床意义如下:

(1)细胞管型:①红细胞管型属病理性,表明血尿的来源在肾小管或肾小球,常见于急性肾小球肾炎、急性肾盂肾炎或急性肾功能衰竭。②白细胞管型属病理性,是诊断肾盂肾炎和间质性肾炎的重要证据,若尿中有较多此类管型,更具有诊断价值,可作为区别肾盂肾炎和下尿路感染的依据。③上皮细胞管型在尿中大量出现,表明肾小管有活动性病变,常见于急性肾小管损伤或肾小管坏死,多与颗粒管型、透明管型或红(白)细胞管型并存。

(2)颗粒管型:管型内颗粒量超过其体积的1/3,多由变性细胞分解产物嵌入管型基质而成,随着在肾内停滞时间的延长,变性细胞由粗颗粒逐渐碎化为细颗粒,故根据颗粒的粗细,又进一步分为粗颗粒管型和细颗粒管型。前者外形较宽,易断裂,基质内颗粒粗大而浓密,可吸收色素呈黄褐色;

后者基质内颗粒细小而稀疏,外形较窄。常见于急慢性肾小球肾炎、急性肾盂肾炎、肾动脉硬化、药物中毒性肾小管损害、肾移植术后排异反应等。

（3）蜡样管型:蜡样管型可由细颗粒管型逐渐演变而来,是细胞崩解的最后产物,也可由淀粉样变性的上皮细胞溶解后逐渐形成。常提示局部肾单位有长期阻塞、少尿或无尿现象存在,说明肾脏疾病严重,预后较差。常见于重症急性肾小球肾炎、急进性肾小球肾炎、慢性肾小球肾炎晚期、肾功能衰竭、肾淀粉样变性等,偶见于肾移植术后急性或慢性排异反应。

（4）脂肪管型:脂肪管型是由管型基质中嵌入脂肪滴或脂肪变性的肾小管上皮而成。脂肪滴大小不等,呈卵圆形、折光性强。常见于肾病综合征、慢性肾小球肾炎等。

（5）透明管型:透明管型主要由 TammHorsfall 蛋白、少量白蛋白和氯化物组成。正常尿中一般没有,偶尔见到并不表示肾实质损害,可见于一过性蛋白尿的疾病,如发热、直立性蛋白尿、情绪激动、剧烈运动等。病理性透明管型增多,常见于急性肾小球肾炎早期和恢复期、急性肾盂肾炎、慢性肾病、恶性高血压、充血性心功能不全等,肾动脉硬化则透明管型持续存在。

13. 尿中结晶有什么临床意义？

（1）尿酸盐、草酸盐和磷酸盐结晶:可见于正常人,一般没有什么特殊的临床意义,若经常大量地出现,并伴镜下血尿,则应怀疑尿路结石的可能,对尿路结石性质的确诊也有提示作用(通过显微镜检查,可以看得出是哪种结晶)。

(2)胱氨酸结晶:极少见于正常人,多见于胱氨酸尿,提示有胱氨酸病。

(3)亮氨酸、酪氨酸结晶:提示肝脏有自溶性变化,如急性黄色肝萎缩。

(4)磷酸镁胺结晶:主要见于尿路感染,特别是分解尿素氮的细菌感染和小儿感染性肾结石。

(5)尿酸结晶:提示尿酸结石或尿酸代谢紊乱。

(6)磺胺结晶:常见于服用磺胺类药物患者。

(7)草酸钙结晶:常见于高草酸尿症和草酸钙肾结石。

出现尿中结晶该怎么办呢?尿中常有结晶易诱发结石,故应多饮水、多吃蔬菜,保持 24 小时尿量在 2 000 毫升以上。此外,若尿经常偏酸(pH＜5.0),出现酸性结晶,可口服小苏打纠正,每次 0.5～1 克,每日 3 次;若尿经常偏碱(pH＜7.0),出现碱性结晶,可口服维生素 C 纠正,每次 0.1～0.2 克,每日 3 次。

14. 什么是蛋白尿？什么是大量蛋白尿？

蛋白尿是肾脏疾病最常见表现,健康成年人 24 小时尿蛋白定量小于 0.15 克,青少年可略高,上限为 24 小时尿蛋白定量小于 0.3 克,若超过该数值,考虑蛋白尿阳性。

大量蛋白尿是指 24 小时尿蛋白定量大于 3.5 克,常见于肾病综合征和严重肾小球疾病。

15. 蛋白尿如何定性与定量？

尿蛋白定性检查是临床上检查尿蛋白最常用的方法，也就是通常所说尿蛋白"＋"，定性检查只是初步粗略化验尿蛋白，不能准确反映肾脏疾病情况，一旦发现尿蛋白阳性，需进一步检查 24 小时尿蛋白定量。

24 小时尿蛋白定量可准确测量尿蛋白的质量，帮助诊断和评估肾脏疾病，是尿蛋白阳性的必要检查。

16. 蛋白尿如何临床分型？

（1）一过性蛋白尿：一过性蛋白尿是指尿蛋白呈暂时性增加，可自行恢复。多见于两种情况。①功能性蛋白尿：在高温、剧烈运动、高烧和受寒时，均可见尿蛋白阳性，不必担心，等上述因素去除后，尿蛋白即消失。②直立性蛋白尿：常见于青少年，于直立姿势时出现蛋白尿，卧位时尿蛋白消失，且没有高血压、浮肿、血尿等表现，可以采用直立试验进行检查。间断性直立性蛋白尿的青少年至成年后蛋白尿常消失，但是持续性直立性蛋白尿提示可能存在肾小球疾病。

（2）持续性蛋白尿：持续性蛋白尿是指尿蛋白不受体位影响，多次检查均为阳性。持续性蛋白尿都是病理性的，提示肾脏存在疾病。

17. 肾穿刺是什么？为什么要肾穿刺？

肾穿刺是指用穿刺针取出极小量肾组织，做肾脏病理检查，明确诊断肾脏疾病。

很多人对肾穿刺存在误解，认为这项检查会影响肾脏功能，甚至认为会引起"肾虚"。肾穿刺本身是一项创伤性检查，但属于小的医学创伤性检查。肾穿刺并发症少，发生概率低，在超声引导的帮助下，熟练的肾穿刺医生，会将并发症降到极低。正常人肾脏有超过百万个肾小球，肾穿刺仅仅取出 20～50 个肾小球，不用担心会对肾脏造成损害，而影响肾脏功能。所谓的"肾虚"是中医理念，和肾穿刺没有任何联系。

为什么要肾穿刺呢？肾脏疾病常表现为血尿、蛋白尿、高血压、肾功能异常等，虽然不同疾病有不同临床表现，但临床误诊率高，有时甚至超过 50％，为了明确诊断肾脏疾病，肾穿刺应运而生，可以说肾穿刺是诊断肾脏疾病的金标准。换句话说，考虑患有肾脏疾病，一定要做肾穿刺。

18. 哪些肾脏疾病不需要肾穿刺？

绝大多数肾脏疾病需要肾穿刺明确诊断，只有如下少部分肾脏疾病不需要肾穿刺。

（1）小儿、青少年肾病综合征：医生通过临床表现考虑肾脏疾病可能为微小病变时，可暂不肾穿刺；先应用激素治疗,若效果不佳或反复复发,仍需进一步肾穿刺。

(2)糖尿病性肾病:典型的糖尿病性肾病,可以通过病史、临床表现来明确诊断,不需要肾穿刺;但对于早期诊断不明确或考虑非糖尿病性肾病,仍需要肾穿刺,以明确诊断。

(3)慢性肾功能衰竭:通常慢性肾功能衰竭双肾体积缩小、皮质变薄,肾穿刺出血风险极大。此外,肾穿刺的目的是明确诊断,帮助制定治疗方案,慢性肾功能衰竭肾功能已经严重减退,治疗方案只是针对减退的肾功能对症治疗,不再需要肾穿刺。

(4)有些肾脏疾病,通过非创伤性检查或比肾穿刺小的创伤性检查即可明确诊断,不需要肾穿刺。如多发性骨髓瘤,是血液系统恶性肿瘤,常损害肾脏,当能通过骨髓穿刺、骨髓活检明确诊断时,不需要肾穿刺。

以上为临床上最常见的、不需要肾穿刺的肾脏疾病,除此之外,考虑肾小球、肾小管或肾间质疾病时,均需要肾穿刺,以明确诊断。

19. 什么是重复肾穿刺？哪些情况需要重复肾穿刺？

之前已做过肾穿刺,有时为了了解肾脏疾病演变,评价药物疗效,估计预后,要再次肾穿刺,称为重复肾穿刺。哪些情况需要重复肾穿刺呢？

(1)复发的肾病综合征,并且变为激素抵抗,怀疑病理类型转变时,需要重复肾穿刺。

（2）多种方案治疗无效的肾脏疾病，为了验证首次肾穿刺结果的正确性或观察疾病演变，需要重复肾穿刺。

（3）重症肾小球疾病，如新月体肾炎等，诱导治疗后有时需要重复肾穿刺，以了解肾组织恢复情况，制定后续治疗方案。

20. 什么情况不能肾穿刺？

肾穿刺是创伤性检查，有些情况下，肾穿刺风险大，可能会出现严重的并发症，甚至危及生命。如肾穿刺后严重出血死亡，这种情况非常罕见，只要穿刺前严格筛查，完全可以避免。

（1）绝对禁忌证：明显出血倾向、重度高血压、精神病或不配合操作、孤立肾、小肾等。

（2）相对禁忌证：①活动性肾盂肾炎、肾结核、肾盂积水或积脓、肾脓肿或肾周围脓肿。②肾肿瘤、肾动脉瘤、多囊肾、肾脏大囊肿。③肾脏位置过高（深吸气肾下极也不达十二肋下）或游走肾。④过度肥胖、重度腹水、心功能衰竭、严重贫血、低血容量。

21. 肾穿刺的并发症有哪些？

（1）血尿：血尿为最常见并发症，80%～90%可见镜下血尿，5%～50%可见肉眼血尿。血尿多在 1～5 天消失，无须特别处理，对肾脏没有任何影响。

(2)腰痛:感觉同侧腰痛或不适,绝大多数不是肾脏本身疼痛,而是同侧肌肉组织的酸痛,主要原因为肾穿刺时肌肉紧张所致,一般一周即可自行消失,部分患者可持续数月。如果穿刺后腰痛症状明确,也可能因肾周围血肿所致,需要进行超声检查,明确血肿体积。

(3)肾周围血肿:由肾穿刺点渗血造成,发生率为$0.5\% \sim 2\%$,一般在3个月左右可自行消失,只有极少严重的要及时手术处理。

(4)组织损伤:肾穿刺对肾脏本身的损害是很小的,但由于穿刺点定位不准确,或者操作粗暴,也可误致其他器官损害,比如损害肝脏、脾脏、肠管等。

(5)感染:多因肾穿刺时消毒不严所致,也可能因肾脏本身存在隐性感染,肾穿刺导致感染扩散所致。

(6)低血压、休克:持续低血压甚至休克,往往都是大出血所致,这是最严重的并发症,要及时处理,否则会危及生命。

(7)少尿或尿闭:往往都是大出血或出血在膀胱内形成血块堵塞所致,必须严密观察、及时处理。

22. 尿糖阳性的临床意义是什么?

正常人尿中可有微量糖,定性实验阴性,含量一般小于2.8毫摩尔/升,或$0.56 \sim 5.0$毫摩尔/24小时尿。尿中葡萄糖超过上述数值,即为尿糖阳性。

尿糖阳性可有两种情况:糖尿病(因为血糖高,通过肾脏

排出造成尿糖阳性)和非糖尿病。非糖尿病造成的尿糖阳性,有以下几种情况:

(1)神经性尿糖阳性:脑血管意外、肿瘤、颅骨骨折、脑炎、癫痫等疾病,会改变神经和内分泌的调节,使肝脏内贮存的糖原分解,血糖便增高,继而引起尿糖阳性。

(2)饮食性尿糖阳性:在甲状腺功能亢进、自主神经功能紊乱时,食物中的糖在胃肠道吸收过快,进餐之后出现暂时性血糖增高而引起尿糖阳性。长期饥饿后突然饱餐一顿,可因胰岛素分泌功能相对低下而产生尿糖阳性。

(3)药物性尿糖阳性:长期应用肾上腺皮质激素、脑垂体后叶激素、咖啡因、苯丙胺等药物,会使血糖增高而引起尿糖阳性。此外,有些药物如水杨酸、对氨苯甲酸、水合氯醛、吗啡、氨基比林、大量枸橼酸等,可使尿糖出现假阳性。

(4)肾性尿糖阳性:在正常情况下,人的空腹血糖浓度是每百毫升血有 80 毫克糖,以两肾每分钟滤过率为 125 毫升计算,1 分钟便有 100 毫克糖被滤出,但尿中却没有糖。这是因为,滤出的糖在流经肾小管时,全部被重吸收入血的缘故,肾性尿糖阳性就是因为肾小管重吸收功能低下所致,常见于慢性肾炎、肾病综合征、家族性糖尿、新生儿糖尿等。

(5)嗜铬细胞瘤、肢端肥大症、皮质醇增多症、严重肝脏疾病等,也可引起尿糖阳性。

23. 什么是酮尿？出现酮尿的病因是什么？

酮体包括丙酮、乙酰乙酸、β羟丁酸，是体内脂肪酸氧化产生的中间产物。正常人产生的酮体很快被利用，在血中含量极微，其中乙酰乙酸占 20%、β羟丁酸占 78%、丙酮占 2%。当各种病因引起糖代谢发生障碍、脂肪分解增加时，肝脏产生酮体的速度超出肝外组织的利用速度，血中酮体增加，称为酮血症。过多的酮体从尿中排出，称为酮尿。

出现酮尿的病因有：

（1）糖尿病：当糖尿病未控制或治疗不当出现酮症或酮症酸中毒时，尿酮体定性阳性。

（2）非糖尿病：感染性疾病发热、严重腹泻或呕吐、饥饿、禁食过久、全身麻醉等，可引起酮尿。

（3）毒物中毒：如氯仿、乙醚、磷等中毒时，可引起酮尿。

24. 肾脏影像学检查什么？

（1）超声、CT、核磁检查：可直观地观察肾脏体积、结构、血管等情况，这些检查的主要区别是清晰度的辨别程度。在诊断肾脏疾病方面，肾脏结构的检查必不可少，如了解肾脏大小，发现泌尿系统结石、结核、肿瘤等。

（2）放射性核素检查：应用最多的是肾脏 ECT 检查，主要评估肾脏供血和排泄功能，是了解肾功能最主要的检查。

三、肾脏疾病防治方法

1. 肾炎是不是肾脏发炎？

肾炎和我们普通理解的炎症不一样,我们通常讲哪里发炎,就是讲有病菌引起的红、肿、热、痛和功能受限的炎症。肾炎则不是这种炎症,而是一种免疫性疾病,是肾免疫介导的炎性反应。

2. 尿常规蛋白、潜血(隐血)有加号是肾炎吗？

如果尿常规蛋白、潜血(隐血)有加号,都应该引起重视,查明病因,大部分可能是肾炎,但有一小部分不是肾炎。因为尿路感染、尿路结石等,也可引起尿常规蛋白、潜血(隐血)有加号,但一般情况下,尿常规蛋白、潜血(隐血)没有加号或不明确。

3. 肾小球肾炎是什么？

肾脏分为肾小球、肾小管、肾间质，肾小球是肾脏过滤总的"将军府"，通常讲的肾炎，就是指肾小球肾炎，但肾小球肾炎通常会合并肾小管和肾间质问题。

4. 隐匿性肾炎是什么？

隐匿性肾炎是指血尿伴或不伴轻微蛋白尿。若没有高血压，没有肾功能减退，通常预后良好，一般不会发展到尿毒症，也不需要特别治疗，而是定期（3～6个月）检查一次。若出现尿蛋白增加、血压增高、肾功能波动等，则要及时干预。

5. 慢性肾脏疾病的结局都是尿毒症吗？

早发现、早诊断、早（正规、规律）治疗，大部分慢性肾脏疾病都不会发展为尿毒症，可伴随疾病一辈子。中国慢性肾脏疾病患者有 1.2 亿，要是结局都是尿毒症，国家得瘫痪。

6. 哪些情况预示着肾脏疾病预后不太好？

肌酐较高，病理改变严重，尿蛋白、血压持续控制不佳，预示着肾脏疾病预后不太好。

7. 肾脏疾病都要应用激素吗？

不是所有肾脏疾病都要应用激素，更不是越早越好，不同的病理类型、临床表现，使应用激素的指征不同。应用激素之前，医生必须评估可能的效果和风险，停用激素也要在医生指导下停用。

8. 肾脏疾病最忌讳什么？

最忌讳：病急乱投医、到处找偏方、相信各种神药；或漠不关心、数年不复查。

和所有慢性病一样，肾脏疾病的治疗是一个曲折而漫长的过程，不是一次就能看好的。一方面要重视肾脏疾病，定期去正规医院复诊，刚开始复诊频繁一点，病情稳定以后，复诊间隔时间可适当延长；另一方面要保持好心情，多和家人、朋友出去走走玩玩，久病心理容易出问题，要自己懂得调节。

9. 肾脏疾病是不是有很多忌口？

低盐是没错的，能够稳定血压、降低心血管疾病风险、帮助降低尿蛋白。此外，根据不同肾功能，忌口也是不同的，比如肾功能衰竭如果血钾高，那么含钾高的香蕉、菠菜、果汁等，最好在血钾稳定前不要吃。

10. 哪些信号提示肾脏疾病的存在?

(1)泡沫尿:尿像啤酒泡沫一样,经久不散,有可能是尿蛋白含量增多引起。

(2)尿色变化:尿色像浓茶或洗肉水,这是血尿的信号。

(3)尿量变化:正常人一般一天 1 500~2 500 毫升尿,起夜 0~1 次,尿量过多或过少,起夜次数增多都是异常的,需要进一步检查。

(4)水肿:肾脏疾病水肿易先出现在眼睑、颜面等部位,继而发展到肢体、躯干等部位。

(5)乏力:缺乏力量且感受非常疲惫,有可能是肾功能出了问题。

(6)瘙痒:废物在血液中沉积,会导致严重的瘙痒,常见于肾功能衰竭。

(7)气短:多余体液积压在肺部或贫血,都会导致气短,有可能是肾脏疾病引起。

(8)厌食、恶心、呕吐:废物在体内蓄积、刺激胃肠道,会引起这样的症状,常见于肾功能衰竭。

(9)高血压:高血压是肾脏疾病常见的表现,当出现高血压时,尤其是青年人,应该排除肾脏疾病的可能。

11. 哪些行为会损害肾脏?

(1)乱用药或不合理用药:平时应用的很多药物都能引

起肾功能减退,甚至发展为终末期肾功能衰竭。如索米痛、吲哚美辛、对乙酰氨基酚等非甾体消炎药,长期大剂量应用,会导致慢性肾功能衰竭。抗生素类或抗病毒类药物,如头孢噻吩、阿昔洛韦等,会导致急性肾功能衰竭。做增强 CT 或增强核磁时,使用含碘造影剂或含钆造影剂,会加重肾脏损害,导致肾功能衰竭。抗胃酸药物,如西咪替丁、奥美拉唑等,长期应用可导致慢性肾脏疾病。动物类,如蛇毒、生鱼胆、蜂毒等,会导致急性肾功能衰竭。中药有雷公藤、关木通、苍耳子、青木香等,可导致急性或慢性肾脏损害。

(2)憋尿:俗话说"流水不腐",正常排尿不仅能排除身体内的代谢废物,还对尿道有冲刷自净作用。憋尿时细菌大量繁殖,易引起尿路感染,甚至影响肾脏功能。

(3)喝饮料代替喝水:水应该通过饮用干净的水和食用新鲜蔬果食物获得,饮料的高热量、添加剂、咖啡因都对肾脏不利。

(4)饮食过咸:我们吃的 95% 的食盐,都是通过肾脏代谢,吃得太咸会增加肾脏负担,影响肾脏功能。

12. 哪些人是肾脏疾病的高危人群?

(1)患糖尿病的人。

(2)患高血压的人,并且血压没有被良好控制。

(3)有肾病、高血压、糖尿病家族史的人。

(4)肥胖,尤其是超级肥胖的人。

(5)年龄大于 60 岁的人。

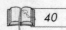

(6)长期应用镇痛剂的人。

(7)长期反复尿路感染的人。

13. 肾脏疾病八大护身黄金法则是什么？

(1)强身健体,保持活跃。

(2)控制血糖。

(3)检测血压。

(4)健康饮食,保持体重。

(5)保持摄入足够的水。

(6)戒烟。

(7)避免长期应用肾脏损害药物。

(8)对高危(有高血压、糖尿病家族史)人群进行检测。

14. 腰痛与肾脏有什么关系？

很多人认为,腰痛是肾脏或泌尿系统疾病所致,但是临床上大多数腰痛,与肾脏或泌尿系统并无关系,多由脊柱或脊柱旁软组织疾病引起,胰、胆或胃疼痛也常放射到腰部。

肾脏或泌尿系统疾病会引起腰痛吗？先从泌尿系统神经分布说起。肾实质无感觉神经分布,换句话说肾脏损害时无疼痛感。但肾筋膜、肾盂、输尿管有来自胸 10 段至腰 1 段的感觉神经分布,当肾盂、输尿管内张力增高或肾筋膜受牵扯时,可发生肾区疼痛。临床上根据疼痛性质分为肾绞痛和肾区钝痛。

(1)肾绞痛:多由输尿管结石、血块或坏死组织阻塞所致。疼痛突然发作,向下腹、外阴、大腿内侧等部位放射,呈间歇性剧烈绞痛。这种绞痛属于高强度疼痛,很难忍受。一旦阻塞解除,疼痛即缓解。疼痛发作时伴恶心、呕吐、面色苍白、大汗淋漓,并发生肉眼或镜下血尿。

(2)肾区钝痛:这种疼痛是一种隐痛,可以忍受,在腰部,没有放射现象。泌尿系统疾病引起的肾区钝痛包括:①肾脏疾病:常因肾脏肿大牵扯肾筋膜引起,多见于急性肾炎、急性肾盂肾炎、急性肾功能衰竭、肾静脉血栓、肾盂积水、多囊肾、肾癌、肾下垂等。②肾周疾病:多见于肾周脓肿、肾梗死并发肾周围炎、肾囊肿破裂、肾周血肿等,这种情况肾区钝痛较重,患侧腰肌紧张,局部明显叩击痛。

15. 水肿就是得了肾脏疾病吗?

肾脏疾病常表现为水肿,被称为肾性水肿。

(1)肾性水肿病因:一般包括两种:①肾脏滤过功能下降,不能排出身体内的水,通俗地讲就是肾脏排尿减少或不能排尿,常见于肾功能衰竭。②大量蛋白尿,身体蛋白丢失,血中蛋白减少,血渗透压降低所致,常见于肾病综合征。

(2)肾性水肿特点:首先发生于组织疏松部位,如眼睑或颜面部、足踝部、阴囊,以晨起明显,严重时可涉及下肢或全身。

（3）肾性水肿性质：柔软易移动，表现为指凹性水肿，即用手指按压局部皮肤即可出现凹陷。

日常见到的身体水肿都是肾脏疾病所致吗？除了肾脏疾病可以引起水肿外，心脏、肝脏、内分泌等疾病也可引起水肿。

（1）心脏疾病引起水肿：最先出现于下垂部位，如直立体位时是双下肢，卧位时是骶髂部，心源性水肿主要由循环衰竭所致，多见于心力衰竭。

（2）肝脏疾病引起水肿：主要表现为腹水，多见于肝功能衰竭。

（3）内分泌疾病引起水肿：多见于甲状腺功能低下，表现为黏液性水肿，多发生在胫前。

（4）营养不良引起水肿：目前已很少见。

（5）特发性水肿：日常常见，找不到具体病因，大多无严重后果，常常周而复始，一般不会有明显的恶化。

16. 关于肾脏疾病的六个常见误解是什么？

（1）尿泡沫就是蛋白尿：尿中尿素氮浓度较高时，也会出现泡沫。一个简单的辨别方法是，蛋白尿上覆盖的泡沫细小且黏稠，不易马上化开。

（2）尿频就是肾脏疾病：在肾脏疾病早期，由于肾脏浓缩功能下降，需要较多的水才能将代谢产物排出，的确会出现尿频，尤其是夜间。但也可能是其他病因所致，如心理性尿频、膀胱炎、尿道炎等。

（3）肾亏等于肾功能不佳：肾亏是中医的说法，肾脏功能则是指肾脏清除身体代谢废物、调节体内电解质与酸碱平衡等功能，两者不能等同。

（4）尿浑浊代表肾亏：尿浑浊最常见的病因是摄取蛋白质太多，造成尿中的磷酸盐、尿酸含量增加。其他可能的病因还有乳糜尿、细菌感染等。

（5）吃肾补肾：动物或家禽的肾脏主要成分是蛋白质，与其他部位的肉类营养价值无异，吃肾不会补肾。

（6）肾脏疾病不遗传：大多数肾脏疾病不会遗传，但多囊肾、肾小管先天性异常等会遗传。

17. 小儿肾脏疾病常见症状有哪些？如何护理和保健？

常见症状

（1）少尿：若发现小儿尿量明显比平日减少，除外饮水少、呕吐、腹泻、发热、天气炎热等因素外，要考虑肾脏疾病。

（2）肾性水肿：多以眼睑水肿为首发表现，特点是早晨起床时明显，活动后减轻。小儿肾脏疾病早期产生眼睑水肿的主要病因是：肾脏对水的排泄和调节功能受到损害，小儿体内的水和钠增多，过多的水积聚在体内疏松组织，而眼睑是疏松组织较多的部位。

（3）血尿：是小儿肾脏疾病中比较严重的一种常见症状，也是一种比较难发现的症状，因为血尿有肉眼血尿和镜下血尿之分。肉眼血尿即为肉眼可看见的血尿,尿色呈洗肉水样,浑浊且呈红色,或尿中夹有血丝或血块;而镜下血尿则仅在显微镜下观察才能发现。

(4)蛋白尿:早期不易发现,甚至在大量蛋白尿继发低蛋白血症,出现明显全身水肿时才被发现。家长要记住前文所说的尿蛋白含量增高时,可出现尿浊度增加、尿泡沫增多等情况,注意细心观察。

(5)高血压:往往在就医时才被发现,随病情加重水肿则加剧,大量水钠潴留,可出现少尿、严重高血压,甚至高血压脑病等。早期可有头晕、头痛、注意力不集中、烦躁、视物不清等。

(6)多尿:如肾小管浓缩功能异常等。

日常护理

(1)衣服不宜久穿不换:感染常是诱发小儿肾脏疾病的病因,经常洗澡换衣,保持皮肤清洁,可防止皮肤感染,这是小儿肾脏疾病护理方法之一。

(2)不宜去公共场所:尽量不带小儿去商店、影院等公共场所,这也是小儿肾脏疾病的主要护理方法。

身心护理

(1)注意预防感冒,保持室内空气新鲜,注意根据气候变化增减衣服,避免过度劳累,根据个人情况适当活动,但不宜剧烈运动。

(2)营造良好氛围,保持心情舒畅,建立战胜疾病的信心。

饮食原则

(1)以进食优质蛋白和高热量食物为主。

(2)食盐限制在每天 3 克以下,也应避免长期不合理忌盐。

(3)若肾功能减退,应根据肾功能情况,限制蛋白摄入量。

(4)若水肿明显并伴蛋白尿,应多食优质蛋白。

(5)若食欲不振,饮食以清淡为主,少量多餐。

(6)若低钾,可食橘子、香菇等。

保健措施

(1)留意尿液变化:在进行小儿肾脏疾病保健时,家长应注意小儿排尿情况,若小儿尿中出现泡沫且停留时间较长,应到医院检查小儿尿常规,以确定是否得了肾脏疾病。家长不要忽视小儿定期身体检查和定期尿检,若尿常规检查中发现蛋白尿、红细胞尿、白细胞尿、尿糖等,都应做进一步检查以明确病因;尿量过多或过少也可能是肾脏疾病发出的信号,万万不可忽视。

(2)重视身体变化:有些患肾脏疾病的小儿,往往在发现病情时,已经是肾功能不全或尿毒症期了,导致这样的结果,主要是小儿身体的异常变化没有引起家长的注意。譬如说,小儿出现眼睑或颜面部水肿就应当注意了,要仔细观察水肿的时间,以确定采取相应的措施。

18. 免疫力与肾脏疾病有什么关系?

肾脏疾病患者多数存在免疫力低下的情况,介绍以下免疫力相关知识,以提高对免疫力的认识,学会调整并增强免疫力,加强肾脏疾病防治。

(1)8种人免疫力较差:①爱烂嘴角的人:"烂嘴角"频发,很可能是个体免疫力较差。②鼻子爱出汗的人:在情绪激动、精神紧张、劳累、活动或讲话过多时鼻子容易出汗,这类人容易经常感冒。③太爱干净的人:人体免疫系统需要不断经过外界的驯化,来逐渐增加对病原体的抵抗力,如果太爱干净,免疫系统得不到锻炼,免疫力就会越来越差。④闷闷不乐的人:闷闷不乐、情绪紧张、心理压力大的人,比乐观开朗的人免疫力会更差一些。⑤吃得太挑的人:长期挑食、偏食的人,往往因营养摄入不全面,导致免疫力差。⑥常当"夜猫子"的人:日出而作,日落而息,是大自然的规律,这个系统一旦紊乱,易造成各种疾病的发生。⑦宅男宅女,不爱运动的人:身体气血运行变慢、肌肉松弛无力,更容易感染细菌和病毒。⑧太能吃的人:吃过饱会出现"食积"、"食滞",积久化热、久积致虚,从而会降低免疫力,出现反复感冒、咳嗽等。

(2)5个免疫力"杀手":①抗菌皂:经常使用抗菌皂,容易对食物和环境过敏。②空气污染:特别是多环芳烃会损害免疫力。③滥用抗生素:会减少体内细胞活素的含量,在生病期间,免疫系统会依赖这种激素来发挥作用。④罐装食品:双酚 A 被用来涂装大部分罐装食品的内存,体内双酚 A 含量较高的成年人,巨细胞病毒抗体水平也较高,这表明免疫系统出现了故障。⑤糖:食用 100 克白糖,就能让白细胞杀灭细菌的能力显著降低 5 个小时。

(3)提高免疫力 4 个守则:①营养均衡:每天摄取主食三到六份、牛奶两杯、蛋鱼肉类四到五份、蔬菜至少三份(以深绿色蔬菜为佳)、水果两份、油脂二至三汤匙。②多喝水、多运动、多休息:多喝水是指成年人每天必须摄取大约 2 000～2 500 毫升水,注意这里指的水,不是指饮水量,食物中也含有大量水;多运动是指每天至少做三十分钟的有氧运动,例如步行、游泳或骑自行车等;多休息是指熬夜会导致睡眠不足,造成免疫力下降,应顺应人体生理时钟。③少吃甜食、少吃油脂、少喝酒、戒烟:少吃甜食,甜食会影响白细胞的功能与活动;少吃油脂,建议减少烹调用油量和高脂肪、高盐的摄取,尤其油炸食物和肥肉尽量少吃;少喝酒,喝酒会严重减弱各种免疫细胞的正常功能,同时也会影响肝脏和胰腺的功能;戒烟,吸烟时人体血管容易发生痉挛,局部器官血液供应减少,尤其是呼吸道黏膜得不到氧气和养料供给,抗病能力也就随之下降。④培养多种兴趣:广泛的兴趣爱好,会使人受益无穷,不仅可以修身养性,保持旺盛精力,而且能够辅助治疗一些心理疾病。

(4)7 种营养素提高免疫力:①蛋白质:是维持免疫功能的物质基础,如果摄入不足会影响组织修复,使皮肤和黏膜的局部免疫力下降。②维生素 A:一旦缺乏可引起呼吸、消化、泌尿、生殖等系统上皮细胞角化变性,容易受细菌侵入,平时多吃胡萝卜、菠菜、芹菜、杧果、红薯等。③维生素 E:是体内的抗氧化剂,可提高抗感染能力,主要来源为植物油、坚果、豆类和谷类。④维生素 C:具有抗氧化作用,是免疫系统必需的维生素,新鲜的蔬菜、水果是维生素 C 的主要来源。⑤铁:缺铁会导致贫血,降低抗感染能力,婴幼儿、妊娠期、哺乳期更易发生,要适当吃红肉、动物血、动物内脏等富含血红素铁的食物。⑥锌:是人体 100 余种酶的组成成分,尤其对免疫系统的发育和正常功能的维持有很大作用,贝壳类海产品、红色肉类、动物内脏等,是锌的良好来源。⑦硒:几乎存在于所有免疫细胞中,补硒可明显提高免疫力,动物性食物如肝、肾以及海产品等,是硒的良好来源。

(5)12 种食物增强免疫力:①瘦牛肉:富含有助于防止细菌、病毒感染和寄生虫寄生的微量元素铁和锌,每天不超过 85 克。②豆类:也是铁和锌的优质来源,还富含维生素 B$_6$。③蘑菇:冬菇和平菇等富含 β-葡聚糖。④南瓜子:富含可在体内转化成维生素 A 的 β-胡萝卜素。⑤三文鱼:富含维生素 D,有助于人体免疫系统杀灭有害细菌和病毒,每月至少吃两次,可增强免疫力。⑥绿茶:含有的抗氧化剂是"身体清洁剂",更是提高机体免疫力的重要因素。⑦蓝莓:含有白藜芦醇和紫檀芪(一种抗菌成分),如果与维生素 D 相结合,就会筑起一道免疫防线。⑧酸奶:可以使"坏"胆固醇(低密度脂蛋白 LDL)水平降低,并将尿路感染的风险降低47%。⑨黄芪:具有抗菌和抗炎的双重功效,对增强免疫功能有益。⑩花粉:是植物精华,经常服用可抗衰老、抗疲劳、增体力、提高中枢系统功能。⑪芦荟:主要有清热排毒、缓泻、消炎抗菌、增强免疫功能和护肤美容的作用。⑫山楂：有助消化、保护心血管、降低血脂血压、抗菌、减肥、增强免疫力等作用。

（6）增强儿童免疫力的方法：①母乳喂养。②抚触，改善宝宝血液循环。③规律的生活习惯，保持充足睡眠。④免疫预防接种。⑤均衡饮食。⑥不要吃得太饱。⑦慢进食。⑧多喝白开水，保持黏膜湿润。⑨不必过于干净。⑩多洗手、多通风。

（7）提高老年人免疫力的方法：①增强心理免疫力：老年人乐观积极的心理状态，有助于激发免疫系统活力，而消极悲观的心理状态，则使免疫功能降低。②预防接种有关疫苗：老年人预防接种的疫苗主要有气管炎疫苗、流感疫苗、破伤风疫苗等。③饮食举措：老年人每天摄取酸牛奶 2 小杯、蔬菜多种、水果多种，每天摄取一种粗粮约 1 两、一种薯类约 4 两，隔天吃一次深海鱼，每次 2～3 两，每天吃 3 个核桃或 15 粒花生等坚果，每天吃 1 个全蛋、2～3 两精瘦肉，隔天摄入豆制品 3～4 两，禁食高糖、高脂肪食物。

19. 广告中的"祖传秘方"或"偏方"可靠吗？

千万不要去没有正规医疗资质的小诊所或相信所谓"老中医"的"祖传秘方"或"偏方"。

肾脏疾病大都是慢性肾病，需要坚持长期按医生的医嘱，通过控制饮食和应用药物等方式治疗，不可能有什么灵丹妙药能药到病除。很多肾脏疾病并不严重，可是听信某些"小广告"，应用"祖传秘方"或"偏方"，导致不可逆转的肾功能衰竭。

此外，还有一些肾脏疾病患者，同时就诊于好几家医院，每家医院开的药都在应用（包括中药、西药），自认为药吃得越多，病就好得越快，殊不知过度治疗可能会带来严重后果。

20. 小儿遗尿症的病因是什么？如何治疗和护理？

小儿遗尿症也称小儿夜遗尿，是指小儿已达到膀胱能控制排尿的年龄而仍有不随意的排尿。由于小儿 1～5 岁膀胱控制尚未发育完善，故小儿遗尿症应指在 5 岁以后每周至少有一次夜间遗尿。

小儿遗尿症分为原发性和继发性：原发性小儿遗尿症是指由于膀胱控制排尿功能成熟延缓或功能性膀胱容量小，为正常膀胱的一种变异，一般无器质性疾病，自发治愈率高，有较明显的家族倾向，约 3/4 的遗尿男孩和 1/2 的遗尿女孩双亲之一有遗尿史。继发性小儿遗尿症病因：

（1）精神创伤和行为因素：小儿经历的不良刺激，如双亲间的争吵、剧烈运动、意外损伤、恐惧受惊、情绪紧张、压力过大或不适应新环境等原因。睡眠觉醒障碍、睡眠过深、膀胱充盈的传入冲动不足以使小儿从睡眠转入觉醒状态，甚至许多小儿被错误地诱导进入"一个良好排尿环境"的梦境中，并在梦中排尿。

(2)尿路或全身性疾病:主要是下尿路刺激和多尿,如下尿路畸形或梗阻合并尿路感染、便秘等;导致多尿的全身疾病,如糖尿病、尿崩症、脊柱裂、肾功能不全、肾小管疾病等,也可能是小儿遗尿症的病因;此外,大脑发育不全也常伴遗尿症。

无器质性疾病的小儿遗尿症常是良性自限性疾病,应首先排除本症对小儿情绪的影响,给以信心和支持。傍晚前少饮水,临睡前限制饮水并排空尿。养成良好的排尿、排便习惯,日间规律排尿(每天 4~7 次)、睡前定时排尿,部分家长尝试闹钟唤醒。建议多食用富含纤维的食物,每天定时排便,对伴便秘的小儿积极治疗便秘。

若上述方法无效,可考虑下一步治疗:

(1)去氨加压素和遗尿报警器:是目前多个国际小儿夜间遗尿指南中的一线治疗方法。

(2)抗胆碱药:可有效抑制膀胱逼尿肌过度活动症状,有效减少小儿夜间遗尿频率,当小儿夜间排尿次数过多、疑似膀胱过度活动、排除神经源性膀胱等器质性疾病时,可考虑联合应用抗胆碱药和去氨加压素。常用奥昔布宁,起始剂量为 2~5 毫克,晚睡前一次口服。

(3)三环类抗抑郁药:常用丙咪嗪,类似药有去甲替林、阿米替林等,因此类药可能具有心脏毒性等不良反应,临床不推荐常规应用。

(4)中医药疗法:中药、针灸、推拿、敷贴等。

(5)膀胱功能训练:可督促小儿白天尽量多饮水,并尽量延长两次排尿的间隔时间使膀胱扩张,训练小儿适当憋尿以提高膀胱控制力,当小儿排尿时鼓励时断时续的排尿,然后再把尿排尽,以提高膀胱括约肌的控制力。并进行生活方式和生活习惯的调整,以及排尿习惯的引导。

(6)心理治疗:遗尿症可造成小儿心理负担增加,甚至抑郁、自卑等,如学校午睡尿床、尿裤等,可能被同学或同伴嘲笑。所以,家长发现小儿遗尿要及时去正规医院检查,以免影响疾病的早期治疗和小儿心理健康发育。

21. 尿频、尿急、尿痛是什么情况?

尿频、尿急、尿痛和尿不尽的感觉被称为尿路刺激征,为膀胱颈和膀胱三角区受刺激所致。尿频是指单位时间内排尿次数明显增加。尿急是指一有尿意即要排尿,不能控制。尿痛是指排尿时膀胱区或尿道受刺激产生疼痛或烧灼感。

尿路刺激征多见于尿路感染,急性期表现更明显,甚至一晚上起夜十次或几十次,每次排尿量很少,总有尿不尽的感觉,部分伴肉眼血尿。

尿路刺激征还可见于非感染性疾病,如尿道刺激征、肿瘤、理化因素(环磷酰胺、射线)等。

22. 小儿尿路感染的病因和发病机制是什么?

(1)小儿(尤其是女孩)尿道短、直,在使用尿布的情况下,尿道口常受粪便污染,加上外阴防卫能力差,易引起上行感染。

（2）小儿尿路先天畸形或尿路梗阻，如输尿管囊肿等。

（3）小儿膀胱输尿管反流。

（4）小儿免疫功能较差，局部感染后致病菌易在体内扩散。

（5）小儿尿路感染 80％～90％ 由肠道杆菌引起，最多见的为大肠杆菌，其次为变形杆菌、克雷白杆菌、副大肠杆菌等。因此，家长对小儿应加强护理，勤换尿布，清理外阴，并注意洗浴的小盆、擦干用的毛巾、尿布等均应保持干燥。

23. 尿路感染实验室检查什么？

（1）尿常规：清洁中段尿沉渣中白细胞＞5 个/高倍视野，应考虑尿路感染。

（2）尿培养和菌落计数：是诊断尿路感染的重要依据，正常膀胱中虽无细菌，但排尿时可有细菌污染。中段尿培养 60％～70％ 可有细菌生长，导尿培养 38％ 可有细菌生长。因此，只根据有无细菌生长作为诊断依据往往错误，必须同时做菌落计数。菌落计数 10 万/毫升以上可确诊为尿路感染、1～10 万/毫升为可疑、少于 1 万/毫升多为污染。

（3）尿液直接涂片：若在镜下每个视野都能找到一个以上细菌，表明尿细菌在 10 万/毫升以上，对诊断有意义。

（4）超声检查：方便、无创，可排除肾脏、输尿管和膀胱疾病。

（5）肾功能检查：可判断病情的严重程度。

（6）X 线检查：包括静脉肾盂造影、逆行膀胱尿路造影等，可了解肾脏大小、形态，以及尿路畸形、梗阻、结石、积水等。

24. 尿路感染治疗有哪些注意事项？

（1）尽早：有尿频、尿急、尿痛症状，要尽早治疗。有时严重的急性肾盂肾炎没有典型的尿路刺激征，只有高热、腰痛等，若不尽早治疗，可能发展成严重的菌血症甚至脓毒血症，也会影响日后的疗效。

（2）有效：确诊为尿路感染后要选择敏感抗生素。较轻患者 1～2 天症状可完全消失，较重患者观察 3 天，若症状有好转趋势，也证明有效。

（3）足够：指尿路感染治疗要有足够的疗程。下尿路感染治疗方案有两种，一种为每晚睡前顿服大剂量抗生素，另一种为常规应用治疗剂量抗生素 3～7 天，能充分控制局部感染。临床上常遇到这种情况，患者应用抗生素 1 天症状消失，自以为尿路感染已治愈，停用抗生素，过后数天或数周再次复发，这是典型因为没有达到足够的疗程所致。这样的后果是什么呢？可能再次复发，应用同一种抗生素仍然有效，但多数情况下，反复复发，会导致多重耐药菌的产生，很难治愈。急性感染会演变成慢性感染，增加痛苦，浪费精力和财力，甚至损害肾脏。上尿路感染的疗程是 10～14 天，如果为难治性细菌，还要延长至 3 周。

25. 尿路感染如何治疗和护理?

首次尿路感染的治疗目的是根除病原体、控制症状、去除诱发因素和预防复发。

(1)一般处理:急性期需卧床休息,鼓励患者多饮水以增加尿量,女性还应注意外阴的清洁卫生;鼓励患者进食,供给足够的热量、丰富的蛋白质和维生素,并改善便秘。

(2)抗菌药物治疗:选用抗生素的原则:对肾功能损害小,在肾组织、尿液、血液中都应有较高的浓度,抗菌能力强,抗菌谱广,最好能用强效杀菌剂,且不易产生耐药性。

①上尿路感染的治疗。

a. 全程口服或静脉应用抗生素治疗 10～14 天(标准疗程)。

b. 若有中毒、脱水等症状或不能耐受口服抗生素治疗,可先静脉应用抗生素治疗 2～4 天后,改口服抗生素治疗,总疗程 10～14 天。

c. 静脉应用抗生素治疗后改用口服抗生素治疗,与全程静脉应用抗生素治疗相比同样有效和安全,两组在退热时间、复发率等方面均没有明显差别。

d. 在应用抗生素治疗 48 小时后需评估治疗效果,包括临床症状、尿检指标等。若抗生素治疗 48 小时后未能达到预期的治疗效果,需重新留取尿标本进行尿培养检查。

e. 若影像学相关检查尚未完成,在足量抗生素治疗疗程结束后,仍需继续予以小剂量(1/3～1/4 治疗量)的抗生素口服治疗,直至影像学检查显示无膀胱输尿管反流或泌尿道畸形。

②下尿路感染的治疗。

a. 口服抗生素治疗7～14天(标准疗程)。

b. 在应用抗生素治疗48小时后需评估治疗效果,包括临床症状、尿检指标等。若抗生素治疗48小时后未能达到预期的治疗效果,需重新留取尿标本进行尿培养检查。

③预防性抗生素治疗:对复发性尿路感染在控制急性发作后,需考虑应用预防性抗生素治疗。若在接受预防性抗生素治疗期间出现了尿路感染,需换用其他抗生素而非增加原抗生素的剂量。预防性抗生素治疗期间,选择敏感抗生素治疗剂量的1/3每晚睡前顿服,可选择阿莫西林克拉维酸钾或头孢克洛等药物。

护理要点

(1)急性期应卧床休息,多饮水,以增加尿量,以便排出细菌和毒素。

(2)每天用温开水或1∶5 000高锰酸钾温水冲洗外阴1～2次。

(3)若有外阴皮肤感染,应尽早处理。可用野菊花30克、金银花30克、黄檗15克、车前草30克,水煎取汁,冷却后温洗患处,每天3次。若皮肤有溃烂,洗后可用黄檗、枯矾各等份,加适量冰片,研细末擦敷;或用冰硼散或锡类散涂敷。

26. 为什么尿路易感染？

（1）解剖结构：尿路感染女性发病率极高，因女性尿道较男性短且宽，细菌更容易进入。女性的尿道口与阴道和肛门邻近，无论是阴道还是肛门周围，都有大量细菌，故易发生尿路感染。女性生理期间容易发生尿路感染，性生活易于将细菌推进尿道而发病。妊娠期女性由于胎儿的压迫引起尿道引流不畅，也易发生尿路感染。

（2）经常憋尿：有人因工作关系，常常憋尿，不及时去厕所，还有人因忙着打麻将或上网没时间上厕所，而发生尿路感染。

（3）不喜欢喝水：有人因不喜欢喝水，或天热，出汗较多，喝水不够，尿路得不到正常冲洗，易发生尿路感染。

（4）得了尿路不畅的疾病：如尿路结石、肿瘤、尿路狭窄、前列腺增生、前列腺炎、包皮过长等易出现尿流不畅，细菌不易随小便由膀胱排出而大量繁殖，从而发生尿路感染。

（5）糖尿病：因血糖偏高，更易发生尿路感染。

（6）反复发生尿路感染的女性，其伴侣也应该检查是否有前列腺炎、尿路感染等，若有该疾病，需要一起接受治疗。

（7）留置尿管：长时间留置尿管，会提高尿路感染的发生率。

（8）身体抵抗力下降。

（9）工作压力大、生活作息不规律、饮食习惯差、缺乏锻炼、经常感冒的人，也易发生尿路感染。

27. 顽固性尿路感染如何治疗？

顽固性尿路感染是指反复发作或经久不愈的尿路感染。一般采用抗生素逐步升级或联合多种抗生素长期治疗，一些患者最终也不能奏效，反而出现抗生素的不良反应和菌群失调。下列几种方法会有所帮助。

（1）明确致病菌和敏感药物：很多患者被诊断为尿路感染后，不做细菌培养和药物敏感试验，就应用一些有效率最高的抗生素治疗，如青霉素类、头孢菌素类和奎诺酮类等，部分致病菌对这些抗生素抵抗，这是贻误合理治疗的重要原因。此外，也不要忽略结核杆菌、衣原体、支原体等感染。

（2）抗生素要足够剂量、足够疗程。诺氟沙星、环丙沙星、阿莫西林、先锋霉素等是很多家庭小药箱的常备药，多数患者出现症状后即口服这些药物，但是症状控制后很快停药。一般来说，肾盂肾炎需要抗生素两周，但很多患者不能坚持，是造成抗生素耐药的重要原因。

（3）积极去除尿路感染病因：①尿流不畅：如尿路结石、尿路畸形、多囊肾、肿瘤、留置导尿管、神经性膀胱等。②抵抗力降低：如糖尿病、高尿酸血症、长期应用免疫抑制剂和其他严重的全身性疾病。

（4）个体化治疗：更年期妇女，可应用雌激素替代治疗；菌群失调，可应用微生态疗法；与心理因素有关，可应用暗示疗法或催眠疗法；顺势疗法是近年来开展的新方法，其特点是用药剂量小、不良反应少；其他疗法还有自然疗法、足疗等。

28. 怎样预防尿路感染?

(1)起居规律:积极锻炼身体,增强体质,预防感冒,避免熬夜、劳累。

(2)饮食习惯:平时养成多喝水的好习惯,以保证充足尿量,尿量增加可起到冲洗尿道作用,促进细菌和毒素的排出。

(3)卫生习惯:女性应注意保持外阴清洁,清洗水以开水晾温为好,尤其是月经期、妊娠期和产褥期等卫生更为重要;洗澡时尽量用淋浴,避免盆浴。夫妻生活前双方均应清洗外阴,结束后排一次尿。

(4)一定不要憋尿,保持大便通畅。

(5)尿路感染以及治愈后一周内,避免性生活。

29. 什么是尿道综合征?

尿道综合征是指一群非特异性排尿症状,包括尿频、尿急、尿痛和耻骨联合上不适等,但尿检查无异常。多见于成年女性,尤其多见于绝经期女性,抗生素疗效不明显。

诊断尿道综合征通常使用排除法,只有排除尿道炎、尿道周围炎、性传染疾病、尿道旁腺炎、尿道憩室、膀胱炎、间质性膀胱炎、放射性膀胱炎、膀胱结石、膀胱肿瘤、不稳定性膀胱、膀胱出口痉挛等,才能确诊本病。

尿道综合征治疗方法包括两种:非手术对症治疗和手术

治疗。

30. 肾结核有什么临床表现？

肾结核是原发结核最晚的一种肺外结核，血行播散，在肾小管毛细血管丛中形成结核结节，一般在肾皮质。初期不引起临床症状，但在尿中能查出结核杆菌，称为病理性肾结核。肾皮质的结核结节多能自愈，或呈长期潜伏状态。当机体抵抗力低下时，病灶扩大、融合、发生干酪样坏死并形成空洞，空洞多在肾乳头破溃入肾盂和肾盏，并蔓延至输尿管、膀胱，出现泌尿系统症状，称为临床肾结核。早期可无症状，少数肾粟粒样结核侵蚀血管出现血尿，成为首发症状。肾结核侵及输尿管、膀胱，出现尿频、尿急、尿痛等膀胱刺激症状。晚期发生膀胱痉挛，尿频可至 50～60 次/天，甚至尿失禁，血尿、脓尿、蛋白尿较前加重。输尿管被血块、脓块堵塞，可出现结石样肾绞痛。肾盂积脓或肾周围脓肿，可出现腰部肿胀或腰痛，并伴高热和中毒症状。

31. 小儿肾结核如何治疗？

小儿肾结核同肺结核一样，一定要实施综合治疗，包括休息、加强营养等。在全身疗法的基础上应用抗结核药物治疗，多采用链霉素、异烟肼、利福平联合疗法。剂量同活动性肺结核。应用链霉素时应使尿碱化，以提高疗效。由于链霉素能引起纤维化，并导致输尿管狭窄，有学者提出用环丝氨酸代替链霉素。一侧破坏广泛的严重肾结核应进行肾切除术。肾局限性空洞或脓肿时进行肾病灶清除术。术前抗结核治疗1个月,术后继续治疗至少8～12个月。双侧肾结核,一侧破坏严重,另一侧病变较轻,可先应用抗结核药物治疗,严重侧可进行肾切除术,术后至少抗结核治疗1.5年。小儿肾结核继发对侧肾积水或输尿管狭窄时,根据不同情况进行相应手术治疗。

32. 什么是急性肾炎?

急性肾炎又称急性肾小球肾炎,是指以病因不一、急性起病、有前驱期感染、以血尿为主、伴不同程度蛋白尿、水肿、高血压或肾功能不全等为特点的肾小球疾病。急性肾炎多见于儿童、青少年,老年人也可发病。根据病因可分为急性链球菌感染性肾炎和急性非链球菌感染性肾炎。

急性肾炎常有前驱感染史,也就是说在急性肾炎前1～2周有感染的病史,最常见上呼吸道感染。所以,如果在上呼吸道感染后出现尿量减少、尿中泡沫增多、肉眼血尿、身体水肿、高血压等症状,要警惕急性肾炎的发生。

33. 急性肾炎如何治疗?

(1)休息:急性期卧床2～3周,直到肉眼血尿消失、水肿消退、血压正常,即可下床作轻微活动,尿沉渣细胞绝对计数正常后,方可恢复体力活动,3个月内避免重体力活动。

(2)饮食:食盐摄入量小于 6 克/天,适当控制饮水,以达到水肿消退的目的。

(3)抗感染:有感染灶时,应用青霉素类或头孢菌素类抗生素治疗 10～14 天。经常反复发作的慢性扁桃体炎、龋齿应予以清除,但需在急性肾炎康复后进行。急性肾炎不同于风湿热,不需长期应用抗生素预防链球菌感染。

(4)对症治疗:①利尿:经休息、控制水盐摄入量仍水肿,应用利尿剂。②降压:经休息、控制水盐摄入量、应用利尿剂等仍高血压,应用降压药。

(5)循环充血治疗:严重全身水肿、难以控制的高血压,以及呼吸困难、不能平卧等肺水肿表现,进行血液透析。

(6)高血压脑病治疗:首选硝普钠降压、呋塞米利尿,若惊厥应用镇静药。

急性肾炎预后良好,通常可完全恢复。绝大多数患者 2～4 周肉眼血尿消失,尿量增多,水肿消退,血压逐渐恢复,残余少量蛋白尿、镜下血尿 6 个月内消失,少数重症患者可迁延 1～3 年。但偶有急性期病情危重,甚至导致死亡,尤其见于儿童。主要与严重并发症有高血压危象、急性心力衰竭、急性肾功能衰竭等。仅有极少数重症患者发展为慢性肾功能不全。

34. 如何预防急性肾炎?

预防急性肾炎要做到两个方面:避免身体免疫力下降和减少感染发生。

（1）平时生活规律：定时定量饮食，保证充足睡眠，避免过度劳累、心理紧张、焦虑、酗酒等情况发生，保持身体良好的免疫状态。

（2）减少感染发生：避免受凉、淋雨，避免与感冒患者接触，注意手、鼻腔、皮肤清洁卫生，上呼吸道感染流行时戴口罩，避免食用不洁食物等。

（3）发生过急性肾炎的患者，经常反复发生扁桃体炎症，可切除扁桃体，预防急性肾炎复发。

35. 什么是肾病综合征？

提到肾病综合征，需要了解三方面问题：

（1）是否明确诊断为肾病综合征。

（2）区分原发性肾病综合征和继发性肾病综合征。

（3）判断是否存在肾病综合征并发症。

肾病综合征是指由多种病因引起的一系列临床综合征。有四大临床表现：

（1）大量蛋白尿，24小时尿蛋白定量超过 3.5 克。

（2）低白蛋白血症，血清白蛋白小于 30 克/升。

（3）高脂血症。

（4）水肿。

前两项是诊断肾病综合征的必备条件。

根据病因可将肾病综合征分为原发性肾病综合征和继发性肾病综合征。在排除继发性肾病综合征后，才能诊断为原发性肾病综合征。不同年龄阶段，继发性肾病综合征也不同。小儿、青少年应着重排除遗传性疾病、感染性疾病,如过敏性紫癜、乙肝病毒相关性肾炎;青壮年则应着重排除结缔组织病,如系统性红斑狼疮,感染相关性肾炎如乙肝病毒相关性肾炎、药物引起的继发性肾病综合征;老年人则应着重排除代谢性疾病如糖尿病、异常蛋白血症如肾淀粉样变性病、多发性骨髓瘤、占位性病变如恶性肿瘤等。原发性肾病综合征的病理类型也有多种,以微小病变肾病、膜性肾病、IgA 肾病、肾小球局灶节段性硬化症、系膜毛细血管性肾小球肾炎最为多见。其中儿童和青少年以微小病变肾病和 IgA 肾病较多见,中老年以膜性肾病多见。

肾病综合征常合并并发症,这些并发症的存在会影响病情程度和治疗效果,需要明确和注意。

(1)感染:在抗生素应用之前的年代,细菌感染是肾病综合征患者的主要死因。患者严重低蛋白血症、水肿、体腔积液等为感染提供了有利条件。应用糖皮质激素会诱发或加重细菌感染,应用细胞毒类药物增加病毒的易感性(如疱疹病毒)。

(2)血栓、栓塞:肾病综合征存在高凝状态,过度应用利尿剂、长期应用大剂量糖皮质激素可加重高凝状态。最常见的血栓是肾静脉血栓和下肢静脉血栓;最致命的栓塞是下肢深静脉血栓脱离形成的肺栓塞,可在数分钟内致患者死亡。此外,危险的血栓、栓塞还有心肌梗死和脑梗死等。

(3)营养不良:包括蛋白质营养不良引起肌肉萎缩、小儿生长发育障碍、甲状腺激素水平低下、维生素 D 缺乏、小细胞性贫血(缺铁性)、锌缺乏、铜缺乏等多种因素所致乏力、伤口愈合缓慢等。

（4）急性肾脏损害：肾脏缺血性或特发性（微小病变、轻度系膜增生性肾炎和Ⅰ期膜性肾病三种病理类型，血浆白蛋白小于20克/升）肾病、合并药物过敏性间质性肾炎、合并急性肾小管坏死、合并急性肾炎或急进性肾炎、合并急性主干肾静脉血栓。

36. 肾病综合征是如何引起的？

肾病综合征是一种不论男女老少，不论任何情况，都有可能发生的一种肾脏疾病，治疗过程相对繁杂。了解肾病综合征是如何引起的，可进行有效防治。

（1）原发性肾病综合征病因

①原发性肾小球疾病。

②细胞免疫紊乱。

③蛋白尿和凝血因子升高。

（2）继发性肾病综合征病因

①感染和过敏：小到感冒、花粉过敏，大到梅毒、肾炎，以及部分药物和食物也会引起肾病综合征。

②遗传因素：部分患者由于家族有遗传性肾炎、先天性肾病综合征等病史，通过父母与孩子的血缘关系进行先天性遗传。

③系统性疾病：如系统性红斑狼疮、过敏性紫癜等，对肾脏具有一些隐性损害因素，若放任不管，就会引起肾病综合征。

④代谢性疾病:如糖尿病损害肾脏的血管和神经系统,引起肾病综合征。

⑤肾毒性物质:如汞、铋、金、三甲双酮等物质对肾脏危害极大,引起肾病综合征。

⑥肿瘤:多发性骨髓瘤、淀粉样变性病、实体恶性肿瘤等,引起肾病综合征。

37. 美容怎么会美出肾病综合征?

某医院肾内科接诊了一位酷爱美丽的女士,突然发现自己双小腿水肿,尿中大量蛋白,诊断为肾病综合征。经仔细询问,原来这位女性一直嫌脸上有斑斑点点,并感到不够白,这几个月一直在一家美容院进行祛斑美白。医院对她做了相关检查,发现血汞、尿汞都严重超标,确定了这位女士为汞中毒所致肾病综合征的诊断。美容还能引起肾病综合征?这真让人想不到。

汞能够有效抑制黑色素形成,对皮肤有增白作用,一些不正规的祛斑美白产品中会加入过量的汞。

汞是常温下唯一以液态形式存在的金属,由于这种特殊物理特性,有易蒸发、吸附性强、易被吸收等特性,身体一旦吸收过多的汞,会造成损害。

①肾脏损害:急性表现有泡沫尿(大量蛋白尿),镜下血尿,夜尿增多,肾病综合征,肾功能损害等。

②中枢神经系统损害:乏力、失眠多梦、记忆力减退等,严重时会有性格改变和双手震颤。

③口腔炎：牙龈边缘可见蓝黑色汞线。

④消化道症状：恶心、厌食等。

⑤若妊娠期，对胎儿有不利影响。

在购买具有"快速、明显美白"这类字样的化妆品时，应该警惕。除了祛斑美白的化妆品外，部分艳丽的口红也含有重金属铅，还有染发剂也是重金属的重灾区。如果应用了这些产品，出现尿中大量泡沫、水肿、乏力等身体不适症状，要及时到医院检查。

38. 肾病综合征伴肾炎综合征有什么临床表现？

肾病综合征合并血尿时，考虑为肾病综合征伴肾炎综合征。绝大多数继发性肾病综合征伴肾炎综合征，而原发性肾病综合征包括单纯性肾病综合征（单纯蛋白尿，无血尿）也伴肾炎综合征。微小病变、膜性肾病、局灶节段性肾小球硬化症表现为单纯性肾病综合征；IgA 或非 IgA 系膜增生性肾小球肾炎、系膜毛细血管性肾小球肾炎表现为伴肾炎综合征。如果微小病变或膜性肾病出现血尿，要警惕肾静脉血栓的形成。

39. 肾病综合征微小病变有什么特点？

（1）肾病综合征微小病变多见于小儿和青少年，少数老年人也可见到；起病较急，突然眼睑、双下肢水肿，在短时间内快速发展到全身严重水肿,整个人就像个大"水包"。

(2)肾病综合征微小病变对治疗反应较好,用药后很快水肿好转,快的 3～7 天开始缓解,慢的 3～4 周开始缓解,一般在用药后1～2 周开始缓解。对于缓解慢的,一定要确定是否存在肾病综合征隐匿性并发症。

(3)肾病综合征微小病变对治疗反应较好,小儿和青少年一般不需要肾穿刺,先应用药物治疗,若效果不佳或反复复发,才需要肾穿刺;老年人需要肾穿刺。

(4)肾病综合征微小病变容易复发,可发生在治疗全部过程中或治愈后数十年内,最容易发生的时间是激素减到 25 毫克/天以下时,这段时间内要减缓激素减量速度,频繁规律门诊复诊。

(5)肾病综合征微小病变可临床治愈,蛋白尿完全转阴,极少发展到肾功能衰竭。因此,对这种病理类型不要过于担心。

40. 肾病综合征膜性肾病应关注的六个问题是什么?

(1)什么是肾病综合征膜性肾病?

肾病综合征膜性肾病是中老年人最常见的慢性肾脏疾病之一,部分患者表现为水肿、大量蛋白尿、低蛋白血症,部分患者表现为少量蛋白尿、无明显水肿、肾活检病理可见"膜性病变"。

肾病综合征膜性肾病分为原发性肾病综合征膜性肾病

和继发性肾病综合征膜性肾病。所谓继发性肾病综合征膜性肾病,是指存在明确病因,继发于某种疾病(如系统性红斑狼疮、肝炎、肿瘤等)或应用某些药物等所导致的肾病综合征膜性肾病;而原发性肾病综合征膜性肾病病因目前尚不清楚。

(2)已经做过肾脏活检诊断肾病综合征膜性肾病,为何医生还要定期检查排除系统性红斑狼疮、肝炎、肿瘤等疾病?

肾病综合征膜性肾病分为原发性和继发性两种,其治疗存在很大区别。因此,尽管肾脏活检已经明确诊断为肾病综合征膜性肾病,仍需要进一步排查可能的继发因素。而在很多时候,继发性肾病综合征膜性肾病的病因比较隐匿,需要在随访期间反复复查,才能使真正病因露出"尾巴"。

对于老年人肾病综合征膜性肾病,尤其注意排除有无合并肿瘤的可能。肾脏活检病理表现是肾病综合征膜性肾病,在进一步筛查继发性病因时发现肺癌、胃癌等恶性肿瘤,大部分患者切除肿瘤后,肾病综合征膜性肾病自行缓解。

对于年轻女性肾病综合征膜性肾病,尤其注意排除系统性红斑狼疮的可能,必须定期复查自身抗体、补体等。

(3)肾病综合征膜性肾病好不好治?

在所有肾脏疾病中,肾病综合征膜性肾病预后相对较好。部分患者经过治疗后尿蛋白可转阴,另有部分患者持续存在少量至中量尿蛋白(24 小时尿蛋白定量小于 3.5 克),这部分患者虽然尿蛋白没有转阴,但肾功能稳定,一般不会发展成尿毒症。

很少一部分患者持续大量尿蛋白不缓解(24 小时尿蛋

白定量在 3.5 克以上），或存在其他加重肾脏损害的因素，比如高血压、糖尿病、感染、应用肾脏毒性药物等，可能会发展成尿毒症。所以，诊断为肾病综合征膜性肾病的患者无须过分担心，坚持严格按照医生制定的方案进行治疗，绝大多数患者都有很好的结果。

（4）为什么肾病综合征膜性肾病患者治疗方案不尽相同？

原发性肾病综合征膜性肾病和继发性肾病综合征膜性肾病的治疗有很大区别，后者更注重病因治疗，等病因去除后，肾病综合征膜性肾病可"不治而愈"。

原发性肾病综合征膜性肾病，根据病情轻重不同、尿蛋白量差别、对药物治疗反应不同，治疗方案也有区别和调整。

一般来说，若尿蛋白量较少、病情较轻，可应用血管紧张素转换酶抑制剂或血管紧张素受体拮抗剂等药物治疗；而尿蛋白量较多，且持续不缓解，则需应用免疫抑制剂。肾病综合征膜性肾病最常用的是激素联合环磷酰胺，环孢素 A 联合小剂量激素或他克莫司等。

每种治疗方案均是医生根据患者的具体情况而制定，患者应严格遵循医生的治疗方案，定期随访观察疗效，在治疗过程中不可自行随意更改方案，减少或增加药物剂量，以免影响疗效或出现不良反应。

（5）治疗肾病综合征膜性肾病药物有不良反应吗？如何观察药物不良反应？出现药物不良反应怎么办？

中医说"是药三分毒"，各种药物都会有不良反应。当然，也不要过分担心，所有药物都是在医生的严密监测下应用，只要严格按照医生的医嘱用药，一般不会出现严重不良反应。肾病综合征膜性肾病常用药物、不良反应、应对措施等，请参见相关内容。

(6)肾病综合征膜性肾病有哪些并发症？

肾病综合征膜性肾病并发症与整体肾病综合征并发症一致，只是血栓、栓塞并发症与其他肾脏疾病相比更容易出现。因此，要非常重视且警惕血栓、栓塞的发生。

41. 肾病综合征"隐匿性并发症"是什么？

当肾病综合征对药物治疗反应不佳时，要排除并发症的存在。前文已经介绍了常见肾病综合征 4 大并发症，有些临床表现明显，如发热、咳嗽、上呼吸道感染等；有些通过化验检查就能明确，如急性肾功能衰竭；但还有部分并发症没有临床表现或很轻，没有引起患者或医生注意；就是这些"隐匿性并发症"的存在，可能会延缓肾脏疾病的疗效，加重肾脏疾病程度。常见的有以下几种：

(1)隐匿性感染：皮肤感染较为多见，如脚气，这是一种真菌感染，很多人慢性持续患有，若同时患有肾病综合征，一定要关注脚气的活动程度，必要时给予治疗。肛周或会阴皮肤感染，如肛周脓肿，因为部位特殊，患者不好意思向医生告知，医生也很少检查这种部位，这些部位的感染易被忽略。身体任何部位皮肤的红、肿、热、痛都是感染的症状，如果存在，一定要向医生告知。还有一种感染，不是隐匿的，但容易被忽略，就是面部痤疮，是细菌感染，多见于青少年和应用激素的患者,一定要给予治疗,临床上偶见因为痤疮而肾病综合征迟迟不能缓解。此外,身体深部组织的慢性炎症,也可能导致肾病综合征迁延,如慢性胆囊炎、慢性阑尾炎、较轻尿路感染等。

(2)隐匿性血栓:多见的没有症状的血栓是肾静脉血栓,发生率可达 20%～46%,由于没有明显的临床表现,容易被忽视。因此,对于肾病综合征患者,要定期检测肾静脉血流,尤其对于那些复发、治疗效果不佳患者。

(3)隐匿性代谢功能障碍:多见于继发性甲状腺功能低下。我们身体内的甲状腺素也是一种蛋白,肾病综合征时可经肾脏大量丢失,就会造成甲状腺素缺乏而影响身体功能。其次是缺铁,甚至出现缺铁性贫血;铁蛋白也是一种蛋白,也经肾脏丢失,丢失多了,饮食再没有额外补充,就会造成身体缺铁。

42. 肾病综合征并发血栓、栓塞有什么临床表现?

血栓、栓塞是肾病综合征最致命的并发症,如果低蛋白血症没有缓解,需密切监测。血栓、栓塞产生的病因:严重低蛋白血症导致血浆胶体渗透压下降,血液浓缩;肝脏代偿合成蛋白增加,造成高脂血症、促凝血物质增加;过度利尿。

若存在高凝状态,可应用抗凝或抗血小板药物(如低分子肝素、阿司匹林等)治疗,可适度运动,如散步等,避免长期卧床或静坐,以防增加下肢血栓的风险。

一旦出现局部肢体不明原因的疼痛，一侧肢体肿胀明显加重（比如双下肢明显粗细不等），肾功能急剧减退、肉眼血尿，突发胸痛、呼吸困难、意识障碍等，请及时到医院就诊，排除血栓、栓塞的可能。

43. 肾病综合征常用治疗药物有哪些？

（1）糖皮质激素：这是最常用的药物，应用原则是"起始足量、缓慢减量、长期维持"。要按照医生的医嘱规律服药，忌快速减量和不正规长期应用。快速减量达不到治疗效果，病情反复或很难控制。长期应用，会造成严重并发症，如迁延不愈的感染、严重的骨质疏松、血糖血压难以控制等。

（2）免疫抑制剂：常用的有环磷酰胺、环孢素 A、他克莫司、吗替麦考酚酯、硫唑嘌呤、来氟米特、雷公藤总甙等。每种药物都有适应证和注意事项，请参见相关内容。

44. 肾脏疾病应用激素有哪些注意事项？

（1）应用时间：每天身体本身也有激素分泌，为了避免服药时过度抑制身体激素的生理分泌和自然节律，医生会建议患者在早晨 8 点左右一次性应用激素。

（2）不良反应和注意事项：参见"肾脏疾病应用激素后生活有什么变化"。

（3）不同药物不良反应不同：泼尼松龙、甲泼尼龙不经肝脏代谢,适用于肝脏损害患者,不增加肝脏负担。泼尼松经肝脏转化,避免应用于肝脏损害患者。地塞米松虽然抗炎活性较强,但因过度抑制生理激素轴和增加肌肉毒性等原因,临床上应用得较少。

(4)停药注意事项:激素有停药反应和反跳现象,停药需非常谨慎,一定要在医生的指导下停用,不是症状控制了就可以停用了。长期或大剂量应用激素时,减量过快或突然停用可出现相应的症状,轻者表现为精神萎靡、乏力、食欲不振、关节和肌肉疼痛等,重者可出现发热、恶心、呕吐、低血压等,危重者甚至发生肾上腺皮质危象,需及时抢救。减量过快或突然停用还可使原发病复发或加重。

45. 肾脏疾病应用激素后生活有什么变化?

激素可抑制炎症反应,是治疗肾脏疾病的主要用药,同样,激素也有很多不良反应。只要在医生的指导下,进行规范的治疗,激素的作用是大于不良反应的。

那么,应用激素后生活有什么变化呢?

(1)外表变化:最直观的变化就是变胖很多!脸圆圆的,变成小包子似的,还有一些痤疮,腹部、大腿慢慢出现紫纹;女性患者嘴巴上长一圈浅浅的胡须,汗毛也变多了。外表变化,使很多患者变得自卑,不想见人。其实,相对于外表变化,病情康复才是更重要的!况且,在激素逐渐减量时,外表会慢慢开始恢复,或在停用一段时间后开始恢复。

（2）食欲改变：食欲大好，食量大增。但要适当控制食量，少量多餐。饮食宜清淡、少盐，减少高糖、高脂肪食物，避免血糖升高、血脂代谢紊乱等激素后期的不良反应。

（3）失眠：这是比较烦恼的一个症状，夜深还处于亢奋状态，怎么也睡不着，要么睡着了很早就醒来。克制失眠，可加强体育锻炼、减少白天睡眠时间、睡前泡脚、喝杯牛奶、看一些能昏昏欲睡的书。若失眠严重影响到生活，可找医生开一些辅助睡眠的药物，如安定等是可以用的。

（4）感染：激素最严重的不良反应就是诱发和加重感染，激素虽然有强大的抗炎作用，但并没有抗菌作用。激素会使身体抵抗力变差，容易发生各种各样的感染。因此，在应用激素期间，要注意口腔、耳鼻喉、肛门周围等卫生，一旦出现发热，要及时到医院检查就诊。平时加强锻炼，做好防寒保暖措施。

（5）血压、血脂、血糖升高：这种情况不是每个人都会发生。激素可引起血压升高、血脂紊乱，激发血糖升高，尤其是中老年人更易出现，需要将检测血压、血脂、血糖列为常规。

（6）肝功能变化：激素可导致肝脏损害，若出现转氨酶升高，可将泼尼松换成泼尼松龙、甲泼尼龙，名字中带"龙"的这两种激素，不经肝脏代谢，对肝脏损害患者更合适，不增加肝脏负担。

（7）骨质疏松：应用激素的同时，应配合应用维生素D和钙片，以预防骨质疏松的发生。此外，有关骨骼方面的最严重并发症是股骨头坏死，发生的概率较小，但若出现髋关节疼痛、活动受限、活动后加重，要及时告知医生。

(8)视物不清:激素可导致眼部疾病,如青光眼、白内障,建议长期应用激素的患者,每 2 个月进行 1 次眼科检查,一旦发生高眼压或白内障,需要逐渐减量或停用激素,并积极治疗眼部疾病。

(9)胃部不适:激素可促进胃酸等分泌,导致胃部不适,严重的可以加重消化道溃疡,甚至造成穿孔。但长期应用奥美拉唑等质子泵抑制剂,有加重肾功能减退的风险,不建议没有胃溃疡等消化道病史的患者,在应用激素的同时加用奥美拉唑等。

(10)心态变化:这是最大的一个变化!患上肾脏疾病、花费金钱,都没有比丧失信心、不能乐观生活可怕。肾脏疾病可以治,钱没了可以再赚,但生活信心没了,那就什么都没了!要有一颗坚强而积极的心,在任何境遇下,都能有勇气走下去。

46. 肾脏疾病应用糖皮质激素有什么反应?

(1)缓解:是指尿蛋白转阴或微量(24 小时尿蛋白定量 <0.3 克)保持 3 天以上。

(2)复发:蛋白尿缓解后,再出现 3 天以上的≥2++的蛋白尿。

(3)频繁复发:6 个月内出现 2 次或以上的复发,或 1 年内出现 3 次或以上的复发。

(4)激素敏感:治疗 8 周尿蛋白转阴。

（5）激素抵抗：治疗8周蛋白尿不缓解。

（6）激素依赖：减量或停用2周复发。

（7）难治性肾脏疾病：包括激素依赖、激素抵抗和频繁复发。

47. 肾脏疾病应用免疫抑制剂有什么不良反应？

常用免疫抑制剂有环磷酰胺、环孢素、吗替麦考酚酯、他克莫司、硫唑嘌呤、来氟米特等，这些药都有不良反应。

（1）环磷酰胺：常用于膜性肾病、激素抵抗和激素依赖的微小病变、新月体肾小球肾炎、局灶节段性肾小球硬化等。

既可口服，也可静脉冲击应用。根据环磷酰胺的累积剂量（就是前后总共用药的总量）和疗效，调整用药剂量和疗程。因此，应用此药时，要记清楚应用时间、应用剂量。

不良反应

①骨髓抑制：表现为白细胞、红细胞、血小板下降，用药后10～14天最明显。

②恶心、呕吐、食欲不振：多见于静脉用药，停药几天后好转。

③出血性膀胱炎：表现为尿频、尿急、尿痛、尿灼热感，多发于静脉用药患者，用药前后多喝水可有效预防。

④生育功能减退：表现为月经紊乱、少精、无精，这是很多年轻未育患者的一个顾虑。此外，禁用于妊娠期，否则可

致胎儿死亡或畸形;因可通过乳汁排泄,禁用于哺乳期。女性或男性患者备孕前须停用。

⑤脱发、肝脏损害。

⑥致癌:若累积剂量大于 36 克,可诱发淋巴瘤、白血病和泌尿系统肿瘤。因此,要复查血常规、尿常规、肝功能。

(2)环孢素:常用于微小病变、膜性肾病、局灶节段性肾小球硬化、难治性肾病综合征、肾移植术后抗排异等。

应用时要检测血药浓度,保证疗效,避免严重不良反应;为保证血药浓度稳定,建议应用固定药品厂家产品;可与许多药物相互作用,影响血药浓度。

不良反应

①肾脏损害:与剂量相关,大剂量长期应用、肾功能较差、年龄较大等是引起肾脏损害的危险因素。因此,建议治疗前查 2 次肾功能,确定肾功能良好且稳定;开始治疗 1 个月内,每周查 1 次肾功能,以后每个月查 1 次肾功能。多数肾脏损害,停药或减量后好转。

②肝脏损害:转氨酶、胆红素升高。

③血压升高:复查血压,及时调整降压药剂量。

④头痛、手足热灼感、乏力:一般在用药 1 周内发生。

⑤恶心、呕吐、食欲不振。

⑥代谢异常:血脂、血糖、尿酸升高,注意复查,对症处理。

⑦高血钾、低血钙、低血镁。

⑧多毛、痤疮、皮疹、牙龈增生、可逆性月经失调。

(3)吗替麦考酚酯:常用于激素抵抗和激素依赖的肾病

综合征、高危膜性肾病、激素治疗无效的膜增生性肾炎、单用激素效果不佳的狼疮性肾炎、血管炎肾损害、明显新月体、激素治疗效果不佳的紫癜性肾炎、急进性肾小球肾炎、肾移植等。

不良反应

①恶心、呕吐、胃出血、腹泻：通常不需停药，但要复查大便潜血。

②轻度贫血和血小板减少：若身上无原因出现青紫、出血等现象，及时与医生联系。

③诱发和加重感染：注意保暖、不去人多的地方、作息规律、适当锻炼等，以增强体质、预防感染，若出现感染要及时就医。

④诱发肿瘤：增加淋巴瘤、皮肤癌的发生率，要减少日晒、使用高保护防晒霜、穿防护衣等。

⑤转氨酶升高。

⑥致妊娠期胎儿畸形和流产：女性备孕前要停药 6个月。

（4）他克莫司：常用于微小病变、膜性肾病、局灶节段性肾小球硬化、难治性肾病综合征、系统性红斑狼疮、肾移植术后抗排异等。

不良反应

①肾脏损害：停药和减量后可逆转。

②头痛、嗜睡、震颤等精神症状。

③致癌：增加皮肤癌等恶性肿瘤发生风险。

④感染。

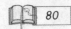

⑤血压升高。

⑥恶心、呕吐、食欲不振。

⑦代谢异常：血脂、血糖、尿酸等升高。

⑧高血钾、低血钙、低血镁。

（5）硫唑嘌呤：常用于肾移植术后抗排异、系统性血管炎、狼疮性肾炎等维持治疗。

不良反应

①骨髓抑制。

②恶心、呕吐、胃溃疡、胃出血。

③感染。

④肝脏损害。

对胎儿无致畸作用，妊娠期可应用。

（6）来氟米特：常用于狼疮性肾炎、血管炎肾损害、IgA 肾病、膜性肾病、糖尿病肾病、乙肝相关性肾炎等，起效较慢，一般要 3 个月后才有明显疗效。

不良反应

①恶心、呕吐、口腔溃疡、腹泻、转氨酶升高。

②咳嗽、支气管炎、咽炎。

③背痛、体重减轻、乏力。

④脱发。

⑤皮疹、瘙痒。

48. 肾脏疾病应用环孢素有哪些注意事项？

（1）环孢素应用时间：环孢素的应用时间，以及与饮食的关系应该固定。比如每天早晨八点和晚上八点,饭前1小时或饭后2小时。如果有时饭前、有时饭后,血药浓度会有较大波动。需要根据血药浓度判断有效药物浓度,而为了达到稳定的血药浓度,服药间隔时间一般为12小时。需要注意的是,食物可影响环孢素的吸收。

(2)化验环孢素血药浓度注意事项:谷浓度为服药前最低的血药浓度,一般维持在100~300纳克/毫升为宜,应在早晨服药前抽血。也就是说,如果服药时间为早晨八点和晚上八点,则应在早晨八点服药前抽血。如果延迟太多,如10点抽血,血药浓度就会偏低,如果在早晨服药后抽血,血药浓度就会偏高,影响医生的判断。

(3)应用环孢素注意事项:首先,注意正确的应用方法,即按时服药、整粒吞服。环孢素是亲脂分子,单纯口服吸收慢且不完全;若与某些食物同服,尤其是脂溶性食物(如牛奶)、果汁(葡萄汁、柚汁除外)或其他饮料同服,会使峰浓度、谷浓度都增高,从而提高生物利用度。其次,注意环孢素和其他药物之间的相互作用,如西咪替丁、地尔硫䓬、红霉素、酮康唑等与之联用,可增加环孢素的血药浓度,从而使其肝肾毒性增加。

(4)联合用药注意事项:利福平、卡马西平、苯巴比妥等药物为P-450酶系的微粒体酶诱导剂,可加快环孢素在肝内的代谢,从而使其血药浓度迅速下降。因此,与上述各药联合应用时须慎重,应检测肝肾功能和环孢素的血药浓度。此外,若肝肾功能不全,应注意减量或停药。

49. 肾脏疾病他克莫司血药浓度检测有哪些常识？

(1)为什么要定期检测他克莫司血药浓度？

他克莫司血药浓度必须达到一个稳定状态才能达到最佳治疗效果，并且其有效治疗浓度和中毒浓度之间差距很小，不同个体对药物的吸收和代谢差异很大。因此，需要定期检测血药浓度，既要达到理想的治疗效果，又要防止药物中毒或免疫力过低而引起感染。

(2)何时抽血？

服药后 12 小时空腹抽血 2 毫升，乙二胺四乙酸钾盐抗凝。

(3)如何看待和应用他克莫司血药浓度检测结果？

不同的肾脏疾病，甚至病程的不同阶段，对血药浓度要求不一样，由医生参考他可莫司血药浓度检测结果，并根据临床疗效与耐受性进行评估，以调节患者个体用药剂量。

(4)服用相同剂量他克莫司为什么血药浓度检测有变化？

他克莫司在体内的吸收、分布、代谢、排泄存在个体差异，不同患者服用相同剂量，他克莫司血药浓度亦有所不同。而药物代谢受 CYP3A5 基因、营养状态、体重变化、肝肾功能等自身因素，以及一些疾病如腹泻、感冒、发烧、高血压、糖尿病等影响，此外，同时服用的其他药物也会影响他克莫司的吸收。

（5）他克莫司血药浓度过高会产生哪些不良反应？

常产生震颤、头痛、感觉异常、恶心、腹泻、高血压、高血钾、情绪改变、肝功能异常、凝血功能异常、心电图变化、心动过速、肥厚型心肌病（儿童易发），以及神经系统、消化系统、呼吸系统、内分泌系统等不良反应。所以，发现有上述症状，要及时检测他克莫司血药浓度。

（6）经常应用哪些药物对他克莫司血药浓度有影响？

他克莫司不能与环孢素联合应用，否则将带来严重的肾损害。①对他克莫司血药浓度有升高影响的药物：氯霉素、克拉霉素、达那唑、红霉素、氟康唑、甲硝唑、奈法唑酮、HIV蛋白酶抑制剂、苯妥因、柚皮苷元、柚子汁、五味子、小檗碱、地尔硫草、硝苯地平、维拉帕米。②对他克莫司血药浓度有降低影响的药物：贯叶连翘、利福平。

50. 雷公藤治疗肾脏疾病有什么特点？

雷公藤因价格便宜、疗效肯定，是应用最广泛的中药免疫抑制剂。雷公藤具有保护肾小球足细胞的作用，能有效对抗抗体介导的足细胞损害。不管是单独应用还是联合激素或其他免疫抑制剂应用，都显示其快而明显减少尿蛋白的独特优势，长期应用感染发生率也非常低。雷公藤的治疗剂量几乎就是中毒剂量，部分毒性成分也是有效成分；例如雷公藤根皮的有效成分雷公藤甲素含量较高，在减毒的同时，疗效也将减弱。雷公藤具有以下毒性：

（1）生殖系统损害：这是非常受到关注的一个不良反应，

也是限制应用在年轻未育患者中最重要的顾虑之一。生殖系统损害与用药累积剂量和时间呈正相关,可导致女性月经不调、闭经、卵巢早衰和男性精子活力减低、少精、不育。

(2)肾脏损害:长期应用可造成肾小管、肾间质纤维化。

(3)肝脏损害:表现为急性、似急性病毒性肝炎,食欲不振、恶心呕吐、黄尿、皮肤和巩膜黄染,肝脏肿大、有压痛,血清转氨酶升高。

(4)其他毒性:如胃肠道反应、粒细胞损害、心律失常和骨质疏松等。

51. 肾病综合征中药治疗有效吗?

雷公藤总甙是典型的具有免疫抑制功能的中药成分,在治疗肾病综合征过程中,同样具有多种不良反应,并且临床疗效也因人而异。中医将肾病综合征辨证分为肺肾阳虚型、脾肾阳虚型、肝肾阴虚型、气阴两虚型等施治,并区分外感、水湿、湿热、血瘀、湿浊等标证 5 型,不同标证应用不同方剂。中药主要是配合激素和免疫抑制剂应用,以加强激素作用、缓解症状、减少药物不良反应。

52. 肾病综合征其他治疗有哪些?

(1)作息安排:水肿显著或大量蛋白尿或严重高血压患者,以卧床休息为主,有利于利尿,并减少与外界接触以防交叉感染。但应保持适度床上和床旁活动,以防血栓、栓塞形成。病情缓解后,可逐渐增加活动。若活动后尿蛋白增加则应酌情减少活动。

(2)饮食治疗:严重患者可出现胃肠道黏膜水肿或腹水,影响消化吸收。进食易消化、清淡、半流质食物,少食或禁食生冷食物、蔬菜、水果等,病情好转后,可逐渐转为正常饮食。

①钠盐摄入:水肿时每天摄取食盐 2~3 克,禁用腌制食物,尽量少用味精和食碱等。

②蛋白质摄入:患者多处于蛋白质营养不良状态,早期适当摄入高质量蛋白(瘦肉、蛋、奶、鱼、虾),成年人每天至少摄入 2 个鸡蛋清＋2 两瘦肉＋150~250 毫升奶。对于慢性患者应摄入少量高质量蛋白(减少到上述的一半量),以减少慢性肾脏损害的发展,也有利于尿蛋白的控制。

③脂肪摄入:宜低脂肪饮食。

④微量元素补充:由尿中丢失的铜、锌、铁等元素,可从正常饮食中补充。

(3)水肿治疗:水肿非常明显合并严重高血压患者,首先限盐和卧床;重度水肿患者每天盐摄入量 1.7~2.3 克;轻、中度水肿患者每天盐摄入量 2.3~3 克。轻、中度水肿患者加用噻嗪类和(或)保钾利尿剂,重度水肿患者选用襻利尿剂。但血容量低时,一味过度应用利尿剂治疗水肿是困难和危险的,可考虑应用白蛋白加呋塞米静脉注射治疗。

53. 肾病综合征水肿应用利尿剂有哪些注意事项?

肾病综合征若大量蛋白尿长期不能缓解,大都会有水肿,当水肿很明显、影响日常生活时,可适当应用利尿剂消肿治疗;但在应用利尿剂之前和应用过程中,都必须十分强调限盐和控制液体摄入(包括输液治疗,喝水、饮料、稀饭、汤、面条、馄饨,食用含水量过多的水果或其他食物)。

有些人错误地认为"我现在尿量已经很少,如再控制喝水的话,尿量不是更少,水肿不是更明显吗?",其实肾脏这时的排水功能和正常人相差很多,如大量喝水,可能尿量会稍增加,但会有更多的水蓄积在体内,进一步加重水肿。

利尿剂必须在医生指导下谨慎应用,自己盲目应用利尿剂可能出现以下并发症:

①电解质紊乱:利尿剂种类繁多,过度不当应用,可出现电解质紊乱,严重时可危及生命。因此,必须在医生指导下应用,避免长期应用,并定期复查电解质,若出现电解质紊乱,应及时在医生指导下停药或调整用药。

②体位性低血压:消肿治疗应遵循循序渐进的原则,每天体重下降不宜超过1千克,若出现尿量明显增多,体重减轻过快,出现头晕、血压降低、突然站立后摔倒、全身冷汗等症状,应及时停药,并避免体位突然改变。

③血栓、栓塞:水肿明显患者均存在低蛋白血症、高脂血症、有效血容量下降、血液浓缩,若过度利尿,势必进一步加重血液浓缩,形成血栓、栓塞。

肾病综合征的治疗关键在于控制蛋白尿,若积极治疗后尿蛋白明显减少,血浆蛋白恢复正常,水肿自然会消退,不要过度应用利尿剂,以免加重肾脏损害或引起严重并发症。

54. 肾病综合征缺蛋白就补蛋白吗？

低蛋白血症是肾病综合征主要表现之一，也是引起全身水肿的主要原因之一。因此，有人就问了，既然缺蛋白，静脉补充白蛋白不就可以了！

白蛋白静脉输入 24～48 小时即全部由尿排出，会增加肾小球滤过负担，并增加近曲小管蛋白重吸收负担，加重肾小管上皮细胞损害，使肾脏疾病缓解延迟，起不到改善低蛋白血症的作用。

因此，肾病综合征不应用白蛋白治疗低蛋白血症。但是，若尿量非常少（24 小时尿量小于 600 毫升），并且利尿效果欠佳时，应用白蛋白可帮助利尿、缓解水肿，减少肾功能衰竭的发生。

55. 肾病综合征为什么要复诊？

肾病综合征是一种慢性疾病，治疗相对比较困难，部分治疗药物存在一定不良反应。因此，蛋白尿尚未完全缓解的患者，最好每月门诊随访一次，最长不超过 6～8 周，以便医生能及时掌握患者对治疗的反应和有无不良反应，并对治疗方案做出相应调整。

若应用特殊药物，如环孢素 A 或他克莫司，应定期在门诊复诊检测血药浓度，以便及时调整用药剂量，减少不良反应。

即使部分患者已经完全缓解,由于肾病综合征复发的可能性较大,也应定期门诊随访,随访间期不能超过 3 个月。因此,医生会根据患者的具体病情规定随访日期,及时调整治疗方案,以免病情发展至不可逆转的程度。

56. 肾病综合征影响生育吗?

肾病综合征痊愈后,基本不影响性生活和生育,即使是小儿肾病综合征痊愈后,及至成年也是完全可以生育的。

57. 什么是先天性肾病综合征?

先天性肾病综合征是指出生后 3~6 个月起病的一种肾脏疾病,具有肾病综合征的四大特点:①大量蛋白尿,尿蛋白定量每天超过 0.1 克/千克。②低蛋白血症,血清白蛋白 <30 克/升。③高胆固醇血症,血清胆固醇超过 5.72 毫摩尔/升。④水肿。先天性肾病综合征分为原发性和继发性,原发性主要是芬兰型先天性肾病综合征,继发性可继发于感染(如先天梅毒、巨细胞病毒、风疹、肝炎)、中毒、溶血性尿毒综合征等。

先天性肾病综合征属常染色体隐性遗传病,多为早产儿,有大胎盘、鼻小、鼻梁低、眼距宽和肌张力差等表现。出生时已有蛋白尿,很快出现水肿和腹水,并有脐疝,喂养困难、易吐泻,生长发育迟缓,部分小儿可呈高凝状态,导致血栓、栓塞并发症。早期肾功能正常,但易患感染性疾病。无特异治疗,只能对症和支持治疗,防治感染,减轻水肿,类固醇和免疫抑制剂无效。预后较差,多于6个月~1岁死于感染,若能存活至2~3岁常死于尿毒症。最彻底的治疗是2岁以后进行肾脏移植。

58. 什么是 IgA 肾病？

IgA 肾病是免疫病理学诊断名称,是指肾小球系膜区和(或)毛细血管袢,单纯 IgA 或以 IgA 为主的免疫复合物沉积,伴不同程度的系膜细胞和基质细胞增生的一系列具有共同免疫病理特征的临床综合征。是我国最多见的原发性肾小球疾病之一,也是导致肾功能衰竭最常见的原发性肾小球疾病。1986 年由 Berger 首先报道,故又称 Berger 病。在广泛应用肾活检技术的国家,IgA 肾病是最常见的原发性肾小球疾病。IgA 肾病可发生于任何年龄,16~35 岁患者占总发病患者的 80%。

59. IgA 肾病有什么特点？

(1)多发于青年人。

(2)临床表现各种各样,病变程度轻重不一。轻者仅表现为镜下血尿陪伴终生,或表现为轻度蛋白尿但肾脏病理损害较重,或表现为肾病综合征、急进性肾炎、急性肾功能衰竭、慢性肾功能衰竭等。

(3)一般患者有反复发生的肉眼血尿,常在上呼吸道感染后几小时或 1～2 天出现。

(4)疾病隐匿,约 30%～40% 的患者表现为无症状性尿常规异常,多为体检发现,多数发病时间难以确定。

(5)有较高的概率并发高血压,甚至是恶性高血压(舒张压超过 16 千帕,伴眼底出血),并且血压升高常提示疾病加重。

60. IgA 肾病如何治疗?

IgA 肾病治疗方案是综合蛋白尿、肾功能和肾脏病理损害而制定的。

(1)肾素-血管紧张素阻断剂:主要包括血管紧张素转换酶抑制剂和血管紧张素受体拮抗剂,可降低血压、减少尿蛋白、保护肾功能。在临床治疗过程中,会遇到一些患者应用肾素-血管紧张素阻断剂减少尿蛋白效果很好,而另外一些患者却效果不佳。此时,不要急着换药,而应寻找一下原因,因为高盐饮食可能导致肾素-血管紧张素阻断剂抵抗,通俗的话就是高盐饮食会导致肾素-血管紧张素阻断剂没有效果,可将盐限制到 6 克/天以下再观察效果。

(2)激素:主要用于急性病变期,根据病情轻重,用量需要调整。

(3)环磷酰胺:多用于急性病变期,辅助激素缓解增生病变。

(4)硫唑嘌呤:多用于新月体型 IgA 肾病维持期。

(5)鱼油:多用于顽固性尿蛋白≥1 克/天患者。

（6）不推荐进行扁桃体切除术。

（7）不推荐应用吗替麦考酚酯。

61. IgA 肾病单纯血尿需要治疗吗？

IgA 肾病单纯血尿不需要治疗，定期进行血、尿的检查和血压的测量是比较理想的手段。一旦发生高血压，或蛋白尿定量持续大于 0.5 克/天，或肾功能有减退趋势，就需要治疗了。

血尿一直困扰着患者的内心，很多患者因此背负着巨大的心理负担，千方百计求医问药治疗血尿。针对血尿指标治疗其实是大部分患者常见的一个误区，事实是 IgA 肾病的治疗更重要的是保护肾功能。患者可能因为乱用药导致不良反应，特别是应用一些偏方等导致肾损害、肝损害等。所以，IgA 肾病单纯血尿不推荐治疗，而是定期检测。

IgA 肾病单纯血尿绝对风险不大，长期预后为良性。

62. IgA 肾病起病时尿蛋白量大小与预后有关吗？

蛋白尿是 IgA 肾病预后一个很强的预测指标，起病时不论蛋白尿是 1～2 克/天、2～3 克/天还是大于 3g/天，只要持续控制在 1 克以下，预后都是一样好的。因此，只要及时发现、积极治疗、疗效良好的 IgA 肾病预后常常较好。

63. IgA 肾病治疗目标是什么？

血压正常、尿蛋白定量控制到 0.5 克/天以下、血肌酐稳定。达到这个目标，一般不会发生肾功能衰竭。

64. IgA 肾病血压控制有什么要求？

健康人的血压在 130/80 毫米汞柱以下，IgA 肾病血压控制要求是根据尿蛋白定量决定的；24 小时尿蛋白定量小于 1 克，血压控制在 130/80 毫米汞柱以下；24 小时尿蛋白定量大于 1 克，血压控制在 125/75 毫米汞柱以下。

65. IgA 肾病患者能运动吗？

劳累会加重病情，但不代表不能运动。平时体育锻炼、积极运动是有助于健康的，这同样适用于 IgA 肾病患者。

66. IgA 肾病患者可以怀孕吗？ IgA 肾病会遗传吗？

IgA 肾病患者怀孕有可能加重病情，但如果 IgA 肾病病情较轻，在肾脏疾病专科医生的密切监测和指导下，还是可以成功怀孕、分娩，同时保障肾功能稳定。但怀孕前需咨询肾脏疾病专科医生，仔细评估疾病活动程度和肾功能情况。

科学研究表明,IgA 肾病是不遗传的。

67. 小儿 IgA 肾病如何护理?

(1)观察小儿水肿的程度、部位和皮肤情况;观察水肿的伴随症状,如倦怠、乏力、高血压、食欲不振、恶心、呕吐;观察尿量、颜色、饮水量的变化,监测尿镜检或尿沉渣分析指标。

(2)小儿应积极锻炼身体,增强体质,预防感冒,积极预防感染和疮疖等皮肤疾病。

(3)小儿应避免剧烈运动,以防血尿增加,做到起居有节,注意卧床休息。

(4)防治各种感染,如上呼吸道、皮肤、肠道、尿路等各种感染,一旦出现感染,应积极治疗。

(5)关心小儿心理健康,多鼓励、安慰小儿,保持小儿良好的心态。

(6)对肾功能不全、持续性血尿伴大量蛋白尿,或伴严重高血压的小儿,更应严密观察病情变化,并采取及时合理的防护措施,以阻滞 IgA 肾病发展至肾功能衰竭的进程,达到治病防变的目的。

68. 急进性肾小球肾炎有什么临床表现?

急进性肾小球肾炎为一少见疾病,约占肾活检病例的2%。临床表现在血尿、蛋白尿、高血压的基础上,肾功能迅速减退,可在短期内(数天至数月)达到尿毒症水平,可出现少尿和无尿。

根据病因可将急进性肾小球肾炎分为3型:Ⅰ型为抗肾小球基底膜抗体型,多见于抗肾小球基底膜病;Ⅱ型为免疫复合物型,多见于IgA肾病、系统性红斑狼疮、过敏性紫癜等;Ⅲ型为寡免疫沉积型,多见于抗中性粒细胞胞浆抗体相关性小血管炎。

急进性肾小球肾炎肾功能呈急剧进行性减退,常在3个月内肾小球滤过率下降50%以上,发展至终末期肾功能衰竭一般为数周或数月。具有起病急,病程进展快、病情恶化迅速、病死率极高等特点。

69. 急进性肾小球肾炎如何治疗?

急进性肾小球肾炎主要有两种治疗方案:强化血浆置换、甲泼尼龙冲击。

血浆置换适应证:抗肾小球基底膜抗体阳性、肺出血、抗中性粒细胞胞浆抗体相关性小血管炎出现急性肾功能衰竭。

70. 急进性肾小球肾炎预后如何?

影响急进性肾小球肾炎预后的因素有:

(1)病理变化情况:严重而广泛的肾小球硬化、肾小管萎缩、肾间质纤维化、小动脉硬化等预后较差。

(2)疾病类型:抗肾小球基底膜抗体Ⅰ型急进性肾小球

肾炎预后较Ⅱ、Ⅲ型急进性肾小球肾炎均差,后二者部分对治疗反应较好,肾功能可稳定在一定程度。免疫病理染色肾小管 IgG 着染患者预后不佳。

71. 继发性肾脏损害的病因是什么?

(1)自身免疫性疾病:如系统性红斑狼疮、干燥综合征、抗中性粒细胞胞浆抗体相关性小血管炎、抗肾小球基底膜病等。

(2)感染性疾病:如乙型病毒性肝炎、流行性出血热、脓毒血症等。

(3)过敏性疾病:如过敏性紫癜等。

(4)血管损伤性疾病:如高血压、血栓性微血管病、胡桃夹现象等。

(5)代谢性疾病:如糖尿病、肥胖、痛风等。

(6)恶性肿瘤:如多发性骨髓瘤等。

(7)药物损害。

72. 系统性红斑狼疮有什么临床表现?

(1)颊部红斑:遍及颊部的扁平或高出皮肤表面的固定性红斑,常不累及鼻唇沟附近皮肤。

(2)盘状红斑:隆起的红斑上覆有角质性鳞屑和毛囊栓塞,旧病灶可有萎缩性瘢痕。

(3)光过敏:日光照射引起皮肤过敏。

(4)口腔溃疡:口腔或鼻咽部无痛性溃疡。

(5)关节炎:2个或2个以上关节有疼痛和渗液。

(6)神经异常:抽搐、精神病等。

(7)非特定表现:持续低热、手脚冻疮、乏力、食欲不振等。

73. 狼疮性肾炎有什么临床特点？

系统性红斑狼疮是最常见的自身免疫性疾病,多见于育龄女性,偶见于小儿、老年人和男性,且表现不典型或病情较重。狼疮性肾炎是系统性红斑狼疮较常见且严重的并发症,临床特点也表现多样,肾脏损害可轻可重,轻者为轻微血尿或蛋白尿,重者肾功能严重衰竭。

治疗药物主要是免疫抑制剂,通常应用激素、环磷酰胺、吗替麦考酚酯等。治疗步骤分为诱导治疗和维持治疗。

74. 狼疮性肾炎治疗要点是什么？

(1)系统性红斑狼疮是全身性疾病,除狼疮性肾炎外,常合并其他器官损害,治疗前要全面评估。

(2)严重系统性红斑狼疮有狼疮危象的表现,如头痛、抽搐、精神异常、肾功能衰竭、血液危象、心包炎等。这些狼疮危象可危及生命,要及时准确识别、积极治疗。

(3)狼疮性肾炎很难完全治愈,最好的结果为临床缓解。因此,需长期应用免疫抑制剂,一定要在医生指导下,调整药物用法和剂量,切忌私自停药。

(4)雌激素作用是系统性红斑狼疮发病机制之一,妊娠期会明显加重病情。因此,患有狼疮性肾炎的女性,若有生育要求,要咨询医生,制定生育计划,保证顺利妊娠。

(5)部分早期系统性红斑狼疮临床表现不典型或很轻,不够临床诊断标准,但随着时间的延长,逐渐出现多个器官的损害。所以,若怀疑有狼疮倾向,需半年~1年复诊1次。

75. 狼疮性肾炎护理要点是什么?

(1)一般护理:户外活动时面部可涂氯喹冷霜,穿长袖衣裤,戴宽边帽,减少阳光照射,以免皮肤损害加重。室内活动应遮蔽窗帘。对指、趾、鼻尖、耳垂等部位广泛小动脉炎合并雷诺现象患者,应注意保暖,以免肢体末梢冻伤和坏死。

(2)饮食护理:避免食用增加光过敏食物,如香菜、芹菜等。应进食高热量、高维生素、低盐食物,除肾功能不全外可高蛋白饮食,有条件可长期饮用牛奶。

(3)心理护理:疾病或应用激素可引起体态或容貌改变、不能生育或部分功能丧失,使患者情绪低落,思想负担过重,对生活失去信心。家人应多与患者谈心,并说明药物不良反应是可逆的,让患者感到社会的温暖和周围人的爱心,增加对治疗的信心。

76. 什么是抗中性粒细胞胞质抗体性小血管炎?

抗中性粒细胞胞质抗体是一种以中性粒细胞胞质成分

为靶抗原的自身抗体,由这种抗体引起的小血管壁的炎症和纤维素样坏死的疾病,称为抗中性粒细胞胞质抗体性小血管炎。多见于老年人,以老年男性尤为多见,青年女性也可见到。

抗中性粒细胞胞质抗体性小血管炎肾脏损害,临床表现为血尿、蛋白尿、肾功能减退、少尿、发热、乏力、体重下降、高血压等,其他器官如肺(咳嗽、痰中带血、咯血)、皮肤、关节等也有可能受到损害。因此,抗中性粒细胞胞质抗体性小血管炎是一种全身性疾病。

抗中性粒细胞胞质抗体性小血管炎肾脏损害可轻可重,但多数临床表现为有血尿的肾病综合征和肾功能减退,需要及时治疗。

抗中性粒细胞胞质抗体性小血管炎治疗,主要应用免疫抑制剂,方法如系统性红斑狼疮。

77. 什么是抗肾小球基底膜病?

有一个 26 岁女孩,发热 1 个月,反复去过多家医院和诊所,因为有咳嗽症状,胸部 CT 也有肺炎样影像,所以一直按肺炎治疗,应用多种抗生素,基本没有效果。到我们医院就诊时,病情堪忧,严重贫血、严重肾功能衰竭、严重营养不良,她到底得了什么疾病呢?

这一种比较少见的疾病,就是抗肾小球基底膜病。这种疾病是由抗肾小球基底膜抗体在肾脏和肺沉积引起的一种自身免疫性疾病。多见于 20～30 岁青年。可通过化验血液中抗肾小球基底膜抗体和肾穿刺明确诊断。

抗肾小球基底膜病对肾脏损害主要是肾功能衰竭,如果治疗及时,肾功能可能会恢复,如果延误了治疗,会造成肾功能衰竭不能恢复。

这个刚刚走上工作岗位的女孩,最后的结局是肾脏到了尿毒症期,不能再恢复,需要透析治疗。

抗肾小球基底膜病的并发症如此严重,让我们胆战心惊。如何早期识别这种疾病,抓住治疗时机,避免严重的后果呢?

(1)发热治疗效果不佳的情况下,需要检测抗肾小球基底膜抗体。这个女孩在发烧早期尿常规检查还完全正常,如果这个时候就发现了本病,积极治疗,可能不会出现肾脏损害。

(2)血尿、蛋白尿阳性,合并发热、乏力、咳嗽、痰中带血、体重下降时,进行肾穿刺术,并且检测抗肾小球基底膜抗体。这个女孩在发烧 17 天时,尿常规发现潜血、尿蛋白阳性,未引起重视,如果那时确诊本病,积极治疗,可能不会造成肾功能衰竭后果。

78. 乙型肝炎病毒相关性肾炎防治有哪些常识?

乙型肝炎病毒相关性肾炎是由乙型肝炎病毒所致的免疫复合物在肾小球沉积所致。起病方式多样,或以肾炎起病,或以肾病综合征起病,也有隐匿起病。小儿无自觉症状,在普查或其他疾病检查尿时发现异常。病情反复,且临床表现多种多样,多见于男性。临床分为以下几种类型:肾病综合征(80%)、肾炎综合征、肉眼血尿、单纯镜下血尿,伴不同程度高血压、水肿或肾功能减退,与原发性肾小球肾炎不同的是,部分患者可出现不同程度的低补体 C_3、C_4 血症,循环免疫复合物水平也常增高。

小儿 30%～60%可自行缓解,但成年人病程迁延、预后较差、自行缓解率低。

诊断依据

(1)血清乙肝病毒标志物阳性:大多数为 HBsAg、HBeAg 和 HBcAb 同时阳性(俗称大三阳),少数为 HBsAg、HBeAb 和 HBcAb 同时阳性(俗称小三阳),个别血清 HBsAg 阴性但 HBV-DNA 阳性。

(2)肾病或肾炎并除外其他肾小球疾病:大多数表现为肾病综合征,少数表现为蛋白尿、血尿。

(3)肾小球中有 1 种或多种乙型肝炎病毒抗原沉积:大多有 HBsAg、HBcAg 或 HBeAg 在肾小球沉积。

(4)肾脏病理改变:绝大多数为膜性肾炎,少数为膜增生性肾炎和系膜增生性肾炎。

其中第(3)点为最基本条件,缺此项不能诊断乙型肝炎病毒相关性肾炎。

治疗要点

治疗原则:降低尿蛋白、防止再复发、保护肾功能、延缓肾脏疾病恶化。

乙型肝炎病毒相关性肾炎为乙型肝炎病毒所致,有乙型肝炎病毒复制时应积极抗病毒治疗。通常应用干扰素、核酸抑制剂（如拉米夫定或恩替卡韦）治疗。乙型肝炎病毒复制转阴后，部分乙型肝炎病毒相关性肾炎患者蛋白尿可减轻甚至消失。

对于有大量蛋白尿和严重低蛋白血症的肾病综合征患者，先给予抗病毒治疗 1 周，可应用激素联合免疫抑制剂；开始时每周检测 1 次乙肝病毒复制，病情稳定后逐渐延长到每 1 个月检测 1 次。

对肝功能异常患者，可加用保肝药物，如葡醛内酯和多种维生素等，饮食宜以清淡为主，少食油腻，注意休息，避免过劳，定期复查，亦可加用中药治疗。

治疗措施

（1）α-干扰素：通过较强的免疫调节作用，增强对乙型肝炎病毒的免疫杀伤活性，达到抗乙型肝炎病毒的作用。主要不良反应为发热、流感样症状，嗜睡和乏力，少数小儿发生多形红斑。若出现精神症状或原有神经症状加重，应及时减量或停药。

（2）糖皮质激素：表现为肾病综合征患者，或可应用糖皮质激素，但不宜单独应用，疗程不宜过长。因糖皮质激素可延缓患者清除乙型肝炎病毒的能力，并有促进乙型肝炎病毒细胞复制的潜在危险。

（3）阿糖腺苷：主要通过抑制乙型肝炎病毒细胞 DNA 的合成，干扰乙型肝炎病毒细胞的增殖，若联合应用 α-干扰素，可取得较好效果。

（4）胸腺素 α：是一种由 28 个氨基酸组成的合成多肽，具有免疫调节作用,与α-干扰素联合应用时,乙型肝炎病毒转阴率较单用α-干扰素转阴率明显提高。

(7)中药:活血化瘀、益气补肾药,对调整身体功能有益。

(8)生活规律,恰当营养,定期随访很重要。

护理要点

(1)精神、心理护理:即中医所说的调养情志,由于病程绵长,且易于反复,患者思想包袱较重。因此,了解并鼓励患者说出自己的思想顾虑很重要,鼓励患者胸怀开阔、思想放松,避免消极悲观,更不要"钻死胡同",学会调养情志,树立战胜疾病的信心,争取早日康复。

(2)生活护理:①促进身心休息:如肾性高血压应定时测血压,根据血压变化情况增加卧床休息时间。②合理膳食:饮食应根据病情进行具体的饮食指导,若肾功能不全,应摄入高热量(以糖为主)、优质低蛋白食物,限制进液量,保持水平衡。③注意口腔护理:早晚和餐后应漱口,保持口腔清洁,去除口臭,减少恶心,防止细菌和霉菌生长。④加强皮肤护理:做好慢性肾功能衰竭患者的皮肤护理,是预防皮肤感染、褥疮及有关并发症的一项重要工作。因尿毒霜沉积对皮肤刺激,患者常有瘙痒不适,并影响睡眠,且抓破皮肤后极易感染,故应勤用温水擦洗,保持皮肤清洁,忌用肥皂和酒精。勤换衣裤、被单。若严重水肿,更要注意保护皮肤,经常变换卧姿,按摩受压部位,预防褥疮。

为防止乙型肝炎病毒相关性肾炎的发生,一定要做好对乙型肝炎的防治,如及时注射乙肝疫苗、正确接生等。

79. 紫癜性肾炎与过敏性紫癜有关吗？

过敏性紫癜是一种过敏性疾病，属于系统性小血管炎，以全身中、小血管病变为主要病理改变，主要侵犯皮肤、胃肠道、关节和肾脏。肾脏病理改变类似于 IgA 肾病。过敏性紫癜多见于小儿，成年人少见，约 1/4 患者有过敏史，少数患者再次接触同样过敏源可复发。

临床上约有 10％～25％的过敏性紫癜出现肾脏病变，由此引起的肾脏损害称为紫癜性肾炎，多出现在过敏性紫癜后数天至数周，肾脏损害较为严重。常表现为镜下血尿和（或）蛋白尿，肉眼血尿也很常见，可伴不同程度水肿和高血压等，近一半患者表现为肾病综合征，少数严重患者出现肾功能衰竭，需要积极治疗。紫癜性肾炎与 IgA 肾病相似，表现多种多样，轻重不等，有时单纯化验检查不能正确评估肾脏损害程度。因此，一旦考虑紫癜性肾炎要进行肾脏穿刺术。

80. 紫癜性肾炎治疗和护理要点是什么？

紫癜性肾炎有一定自限性，病情轻重不等，一般治疗同过敏性紫癜，尽量结合病理分级和临床分型予以治疗。注意个体化处理，进行长期随访。

（1）单纯性血尿或病理Ⅰ级：应用双嘧达莫或保肾康和

(或)清热活血中药。

(2)血尿和蛋白尿或病理Ⅱa级：雷公藤总甙具有较强的抗炎和免疫抑制作用，首次应用应足量，症状控制后，在医生指导下减量，一般3个月为1个疗程，必要时可稍延长。

(3)急性肾炎型(蛋白尿>1.0克/天)或病理Ⅱb、Ⅲa级：应用雷公藤总甙，一般3～6个月为1个疗程。

(4)肾病综合征型或病理Ⅲb、Ⅳ级：泼尼松加雷公藤总甙或泼尼松加环磷酰胺冲击治疗。泼尼松不宜大量、长期应用，一般4周后改为隔天顿服。

(5)急进性肾炎型或病理Ⅳ、Ⅴ级：甲泼尼龙冲击加环磷酰胺、肝素、双嘧达莫四联疗法。

治疗要点

(1)紫癜性肾炎急性期，卧床休息，限制水盐，摄入食盐以60毫克/千克/天为宜，保证热量供给；注意各种微量元素和维生素的补充；注意有无感染，若存在感染需应用抗生素治疗；病情缓解后逐渐增加活动量，避免感染和劳累。

(2)重症紫癜性肾炎，尤其是急进性紫癜性肾炎或紫癜性肾炎型肾病综合征，多主张应用皮质激素冲击治疗，免疫抑制剂、抗凝、抗血小板聚集药的综合治疗。

(3)紫癜性肾炎应用H_2受体阻滞剂西咪替丁治疗，对控制皮疹和减轻肾脏损害有效，主要通过竞争抗组胺、改善血管通透性，以减少皮肤黏膜和内脏器官水肿出血。

(4)避免接触各种"不正之气"，避免食用鱼、虾、蟹、花粉、牛奶等，可能诱发紫癜性肾炎的食物。

护理要点

(1)注意防寒保暖、预防感冒,注意运动锻炼、增强体质、提高身体抗病能力。

(2)卧床休息,避免烦劳过度,饮食宜富于营养、易于消化,多食新鲜蔬菜、水果。血尿患者忌食辛辣、香燥等刺激性食物和海鲜发物,如公鸡、海鱼、牛肉、羊肉、鹅等,以免助热化火,加重病情。尿蛋白多患者,不过多食用高蛋白食物,以防虚不受补。

(3)衣着应宽松、柔软、透气性好,并保持清洁、干燥;注意个人卫生,保持皮肤清洁,防止擦伤和抓伤,如有破溃应及时处理,可选用温和的外用药物治疗,防止感染和出血;洗澡时避免用刺激性强的肥皂或粗糙毛巾擦洗皮肤。

(4)若关节疼痛、肿胀,应将患肢摆放于舒适体位,保持关节适宜的功能位。

(5)若腹痛,应注意观察大便次数和颜色,注意腹痛部位、疼痛性质和程度,及时报告医生,禁止腹部热敷,以防肠出血。

(6)若消化道出血(如呕血或便血),应无渣流质或半流质饮食(如米汤),出血量多时应禁食,经静脉补充营养。

(7)观察尿色、尿量,定时做尿常规检查。

(8)遵医嘱规律用药。

(9)保持情绪稳定、生活规律和睡眠充足。

81. 什么是肾血管性疾病？

肾血管疾病是指多种病因导致肾血管原发性或继发性损害，从而出现肾脏内分泌调节、泌尿、水盐代谢等功能障碍的疾病。包括全身性因素和局部因素，如外伤、手术损伤、先天性发育异常、感染、免疫、肿瘤等。

(1)肾性高血压：由肾动脉壁中层黏液性肌纤维增生，形成较多小动脉瘤，使肾动脉内壁呈串珠样突出，造成肾动脉呈节段性狭窄，或非特异性肾动脉炎，导致肾脏血流灌注不足，从而引起高血压。

(2)肾静脉血栓：是肾静脉主干和(或)分支内血栓形成，导致肾静脉部分或全部阻塞，而引起一系列病理生理改变和临床表现。急性患者主要表现为突然出现的严重腰腹部疼痛、血尿、蛋白尿、肾脏肿大、水肿和肾功能减退；而慢性患者起病隐匿，无明显临床症状，需肾血管彩超才能发现。

(3)肾动脉血栓、栓塞：是肾动脉主干或分支内血栓形成或栓塞，使肾动脉狭窄甚至闭塞，从而导致急性缺血性肾脏损害。主要表现为：高血压、急性肾功能减退、急性肾功能衰竭等。

(4)溶血尿毒综合征：是一种以微血管性溶血性贫血、血小板减少、肾功能衰竭为主要临床表现的综合征。

(5)血栓性血小板减少性紫癜：是以发热、微血管性溶血性贫血、血小板减少性紫癜、中枢神经系统症状、肾脏疾病等五联征为特征的一系列综合征。

(6)左肾静脉受压综合征：又称胡桃夹现象，是指行走于腹主动脉和肠系膜上动脉之间夹角处的左肾静脉受压,从而引起血尿、蛋白尿、腹痛、左精索静脉曲张等一系列临床表现的综合征。

（7）其他疾病：系统性血管炎、Wegener 肉芽肿、结节性多动脉炎、过敏反应性血管炎（如过敏性紫癜、原发性混合性冷球蛋白血症、血清病）和因纤维蛋白丝引起血管阻塞性疾病等。

82. 高血压为什么会损害肾脏？

高血压就是血压高于正常,血液在血管中不停地流动,并对血管壁有冲击力,血压越高,血液对血管壁的冲击力就越大,血压一直高的话,时间长了会对血管造成伤害。

肾脏的"司令部"就是肾小球,肾小球就是一个毛细血管球,血压高了,同样会损害宝贵的肾小球。说肾小球宝贵,是因为不可再生,坏掉一个就少一个。

肾脏其他部位如肾小管、肾间质也有血管,而且这些部位的血管密度低,一旦受伤害了,直接影响肾小管和肾间质的功能。

为什么高血压更容易损害肾脏呢？因为,每分钟有全身血液的 1/4 都要流过肾脏,血液对血管壁的冲击力越大,肾脏损害就越大。所以,一旦明确诊断高血压,就要评估肾脏损害情况。

83. 高血压对肾脏有哪些损害？

在门诊,常常遇到一些年轻患者,一查就是终末期肾功能衰竭,其中很多与常年高血压没有得到控制有关。很多人认为血压高点儿根本不是病,也没有感觉,不需要治疗,久而久之,就会对血管造成伤害,肾脏、心脏、脑等血管最先也最重受到损害。

高血压对肾脏有哪些损害？

(1)蛋白尿:约 40％的患者血压控制不好会出现蛋白尿,而蛋白尿可发展到肾功能衰竭。监测高血压患者尿常规可能会漏诊一部分尿蛋白少的患者。因此,为了早期发现高血压肾脏损害,建议定期检测微量蛋白尿。

(2)夜尿多:长期高血压可损害肾脏的浓缩功能,表现为晚上尿量大于白天尿量。

(3)肾功能减退:除了原发性肾脏疾病和糖尿病,高血压肾病占透析的第三位。

84. 高血压性肾病分哪几期？

高血压肾病分为以下三期:

(1)Ⅰ期:即微量蛋白尿期,以尿蛋白排泄率异常为特征,肾功能正常,尿常规蛋白阴性。

(2)Ⅱ期:即临床蛋白尿期,以尿常规蛋白阳性、24 小时尿蛋白定量＞0.5 克为特征,肾功能正常。

（3）Ⅲ期：即肾功能不全期，以内生肌酐清除率下降、血肌酐升高为特征。分为非透析期和透析期（尿毒症期）。

①非透析期：内生肌酐清除率 10～40 毫升/分钟，133 毫摩尔/升＜血肌酐＜707 毫摩尔/升。

②透析期（尿毒症期）：内生肌酐清除率＜10 毫升/分钟，血肌酐＞707 毫摩尔/升。

85. 肾性高血压有哪些常识？

高血压与肾脏疾病有着密不可分的关系，长期高血压可导致慢性肾脏疾病，而慢性肾脏疾病可引起高血压。由肾脏疾病引起的血压升高称为肾性高血压，包括肾实质性高血压和肾血管性高血压。

（1）肾实质性高血压：是指由肾小球肾炎、肾盂肾炎、多囊肾、糖尿病肾病等多种肾实质疾病引起的高血压，这也是继发性高血压最常见的一种类型。血压升高通常是由于上述肾脏疾病引起肾单位大量丢失，钠和水的排泄减少造成的。此外，肾脏疾病导致某些内分泌激素的代谢紊乱也参与了高血压的发生。肾脏疾病引起高血压，而高血压又进一步加重肾脏疾病，形成恶性循环。因此，要积极治疗肾脏原发病，同时积极控制血压。

（2）肾血管性高血压：是指肾动脉主干或其分支狭窄引起的高血压。比如大动脉炎、肾动脉粥样硬化等均可引起血管狭窄，导致肾脏的血液供应不足，反射性引起血压升高。在这种情况下，如果能够早期解除肾动脉狭窄，则血压可以恢复正常。而到了晚期即使解除肾动脉狭窄,血压也很难再恢复正常。因此,强调早期诊断、早期治疗。

小儿继发性高血压以肾性高血压为主,肾实质性高血压约占继发性高血压的 80％;肾血管性高血压约占继发性高血压的 12％,其中以肾动脉狭窄最多见。新生儿继发性高血压约 93％ 为肾血管性高血压。

小儿高血压诊断标准,至少分别经 3 次测量所得的平均收缩压或舒张压,大于该年龄、性别、身高组小儿的第 95 百分位以上患者为高血压,第 90～95 百分位患者为临界高血压。

新生儿血压大于12.0/8.0 千帕、婴幼儿血压大于13.3/8.0 千帕、学龄前小儿血压大于 14.7/10.7 千帕,或小儿任何年龄组收缩压大于 15.93 千帕,即为高血压。任何年龄组血压超过 19.95/13.33 千帕为重症。

与原发性高血压相比,肾性高血压的降压治疗也有其特殊性。首先,必须选择那些既能有效降压又能保护肾脏的药物。其次,在某些情况下,如肾动脉狭窄或肾功能减退时,一些降压药不能应用或需要减小剂量应用。最后,肾性高血压往往更难控制,需要加大剂量或多种药物联合应用,并且对于降压的要求也更加严格。

86. 如何区分原发性高血压与肾性高血压?

早期区分高血压的类型对指导治疗有重要意义。

基于目前的医学发展水平和检查手段,不能发现导致血压升高的确切病因,则称为原发性高血压。发病年龄较迟,可有家族病史,在排除继发性高血压后可做出诊断。早期高血压不伴肾脏损害,长期持续高血压可导致肾实质缺血和肾单位减少。

肾性高血压为继发性高血压,主要是由肾脏实质疾病和肾血管疾病引起的血压升高。肾实质性高血压与原发性高血压伴肾损害有时难以完全区分。除恶性高血压外,原发性高血压肾功能和尿改变早期不明显,可伴视网膜血管硬化;肾功能减退首先表现在肾浓缩功能,最后阶段才出现肾小球滤过率降低、血肌酐升高。肾实质性高血压多在发现高血压时已有蛋白尿、血尿、贫血、肾小球滤过率降低、肌酐清除率下降。

87. 肾性高血压如何治疗?

肾性高血压应积极治疗,包括休息,利尿、限盐、治疗原发病、控制高血压等,防止高血压危象。

(1)常规治疗

①饮食:低盐少钠,补钙,避免过度饮食。

②休息:严重高血压应卧床休息。

(2)治疗原发病

积极治疗急性肾小球肾炎、肾病综合征、肾动脉狭窄等。

(3)控制高血压

①利尿剂:排钾利尿剂包括以呋塞米为代表的高效袢利

尿剂和以氢氯噻嗪为代表的中效噻嗪类利尿剂,适用于肾脏疾病水钠潴留,但有产生低血钾症、高尿酸血症、高血糖等倾向。以螺内酯为代表的醛固酮受体阻断剂属保钾利尿剂,抑制醛固酮作用利尿亦降压,又可减轻醛固酮对心血管损害,因其有保钾作用,肾功能不全患者慎用。吲达帕胺,具有利尿和钙拮抗作用,尤适用于轻中度高血压,作用持久,降压平稳,且不引起糖、脂质和尿酸代谢紊乱。

②钙通道阻滞剂:主要通过扩张外周阻力血管而降压,治疗剂量下对容量血管无扩张作用,包括非二氢吡啶类和二氢吡啶类两大类。常用二氢吡啶类药物主要有硝苯地平、氨氯地平等,推荐应用长效或缓释型制剂,短效制剂可引起血压较大波动,以及糖、脂代谢紊乱和蛋白尿加重。由于钙拮抗剂可减低肾小球毛细血管压力,减少大分子物质在肾小球系膜区沉积,抑制系膜细胞和基质的增殖来减少肾小球硬化的发展,从而具有肾保护作用。

③血管紧张素转化酶抑制剂:血管紧张素转化酶抑制剂能够阻断血管紧张素Ⅱ生成,减少醛固酮合成,从而降低血管阻力和血容量等降低血压;此外,血管紧张素转化酶抑制剂还可作用于肾脏组织局部的肾素-血管紧张素-醛固酮系统,扩张肾小球出、入球小动脉,且扩张出球小动脉的作用强于入球小动脉,改善肾小球内高跨膜压、高滤过、高灌注现象,延缓肾脏损伤的进程;改善肾小球滤过膜对白蛋白的通透性,降低尿蛋白;减少肾小球细胞外基质的蓄积,减轻肾小球硬化。应用血管紧张素转化酶抑制剂要从小剂量开始,逐渐加量将血压控制在满意范围。常用药物有卡托普利和依

那普利。

（4）手术或导管介入疗法

该治疗方法是肾血管性高血压病因治疗的一种重要手段。

88. 胡桃夹现象指的是什么？

胡桃夹现象亦称左肾静脉压迫综合征，是指左肾静脉汇入下腔静脉的行程中，因走行于腹主动脉和肠系膜上动脉之间形成的夹角受到挤压而引起的临床症状。多见于青春期至 40 岁左右的男性，小儿发病分布在 4~17 岁，多发年龄见于 13~16 岁，是小儿非肾性血尿常见的病因之一。

胡桃夹现象多以血尿伴或不伴腰痛就诊，大部分患者为体型瘦长的青少年，表现为直立性蛋白尿、左侧精索静脉曲张等。临床上往往借助超声来诊断，表现为左肾静脉受压、扩张。

保守治疗

大部分患者虽有反复发作的镜下血尿或间断性、短时无痛肉眼血尿，但无贫血、腰痛，临床上可以观察随访，一方面等待侧支循环建立，另一方面肠系膜上动脉起始部周围脂肪结缔组织增加可缓解左肾静脉压迫程度。对于确诊为单纯胡桃夹现象的患者，表现为无症状血尿和直立性蛋白尿，可保守治疗而暂无须特殊治疗。某些诱因（如剧烈运动、感冒）可诱发血尿或使血尿反复发作，应避免剧烈运动或预防感冒。

手术治疗

对于反复血尿患者,出现贫血、严重精索静脉曲张或腰痛,保守治疗效果不佳,或患者不能忍受,可采用手术治疗。

手术适应证

(1)经 2 年以上观察或对症治疗,症状无缓解或加重。

(2)出现并发症,如腰酸、头晕、乏力。

(3)出现肾功能减退。

89. 什么是血栓性肾微血管病?

血栓性肾微血管病是指肾微血管病性溶血性贫血、血小板减少和微血栓造成的肾脏疾病。

经典血栓性肾微血管病主要指溶血性尿毒症、血栓性血小板减少性紫癜、恶性高血压、妊娠相关性肾损害、硬皮病肾危象等。

经典溶血性尿毒症是由大肠杆菌 O157：H7 感染所致,进食未熟的牛肉是最常见的原因,饮用未消毒的牛奶和水也是原因之一。通常表现为腹痛、腹泻,然后发生急性肾脏损害。一般预后良好,约 90％完全恢复。

其他类型的血栓性肾微血管病因不同,预后也不同,轻者肾脏完全恢复,重者造成不能治愈的肾功能减退,甚至尿毒症。

90. 经典溶血性尿毒症治疗和护理要点是什么？

经典溶血性尿毒症病因复杂，通常以对症治疗为主。主要是早期诊断，积极纠正水、电解质紊乱，控制高血压，尽早进行血浆置换或透析是治疗的关键。

治疗要点

（1）一般治疗：包括抗感染、补充营养和维持水、电解质平衡等。

（2）急性肾功能衰竭治疗：除强调严格控制入水量、积极治疗高血压、补充营养和维持水、电解质平衡外，提倡尽早进行透析治疗。

（3）纠正贫血：一般主张尽可能少输血，以免加重微血管内凝血；当血红蛋白低于 60 克/升时，应输新鲜洗涤红细胞 5～10 毫升/千克，于 2～4 小时内缓慢输入。

（4）抗凝治疗：仅适用于早期有高凝状态的严重患者，应用肝素、双嘧达莫、阿司匹林等。

（5）输注新鲜冻血浆：开始剂量为每次 30～40 毫升/千克，以后改为每次 15～20 毫升/千克，直至血小板计数升至正常，溶血停止。肺炎链球菌产生的唾液酸酶可使红细胞膜、血小板膜和肾小球内皮细胞膜上的 T-F 抗原暴露，正常人血浆中含有抗 T-F 抗体，会与暴露的 T-F 抗原发生反应，导致红细胞溶解、血小板减少和血栓性微血管病变。因此，由肺炎链球菌感染所致的经典溶血性尿毒症禁止输注新鲜冻血浆。

(6)血浆置换疗法:与输注新鲜冰冻血浆联合应用,疗效较好,适用于重症患者,以补充刺激前列环素活性生成所需的血浆因子,或去除血浆中抑制前列环素的物质。

(7)应用纤维肽:纤维肽是一种多脱氧核糖核酸盐,具有抗血栓形成和纤维蛋白溶解活性,促进合成前列环素,可迅速改善甚至消除神经系统症状和凝血异常现象,使高血压得到有效控制,肾功能也可部分或完全恢复。用法:每次 10 毫升/千克,静脉滴注,每天 1 次,1～2 周后,可酌情改为口服维持 1～6 个月。

(8)肾移植:部分患者对上述治疗反应不佳,而逐渐出现慢性肾功能衰竭,可考虑进行肾移植术,但肾移植术后可复发。

护理要点

(1)生活规律:注意休息、劳逸结合、饮食有节、养成良好的生活习惯。

(2)合理膳食:多摄入高纤维素食物和新鲜蔬菜、水果;营养均衡,包括蛋白质、糖、脂肪、维生素、微量元素和膳食纤维等必需的营养素;荤素搭配,食物品种多元化,充分发挥食物间营养物质的互补作用。

(3)及时补充水、盐:经典溶血性尿毒症患者容易发生脱水和低钠血症,特别是长期食欲不振、呕吐和腹泻的患者更是如此,一旦发生,要及时补充水、盐。但要注意经典溶血性尿毒症患者对水、盐耐受差的特点,补充不能过量,以免引起高钠血症或水中毒。

（4）注意补钙、补钾：经典溶血性尿毒症患者的血钾一般偏低，应用利尿剂后极易发生低血钾症，可多吃一些新鲜水果和补充氯化钾。经典溶血性尿毒症患者血钙也常常偏低，可多吃一些含钙量高的食物，如鱼、虾、肉骨头汤等。

（5）预防感冒：增加身体抵抗力。

91. 什么是糖尿病性肾病？

糖尿病性肾病是糖尿病代谢异常引发的肾小球硬化，30％～40％的糖尿病患者发展为糖尿病性肾病。糖尿病性肾病一旦发展为显性肾病，即尿蛋白阳性，则会不断恶化，最终发展为终末期肾功能衰竭。

92. 糖尿病性肾病的诊断标准是什么？

（1）患糖尿病多年（多数超过 5 年）。

（2）有微量蛋白尿水平以上的蛋白尿。

（3）有高血压和糖尿病其他并发症（如糖尿病眼底损害）。

（4）排除其他肾脏疾病。

符合以上条件，可诊断糖尿病性肾病。糖尿病性肾病通常不需要肾穿刺。

93. 肥胖与肾脏疾病有什么关系？

我们都知道，肥胖可导致高血压、糖尿病和冠心病，但很少有人知道，肥胖还可导致肾脏疾病！

1974 年，有个叫 Weisinger 的医生，第一次发现严重肥胖患者可伴大量蛋白尿，肾穿刺提示肾脏损害。后来陆续有医学家都在肥胖患者中发现肾小球肥大、肾脏损害。因为肥胖与很多种疾病有关联，所以 1997 年，世界卫生组织宣布肥胖是一种病！

什么是肥胖？

衡量肥胖最常用的指标是体重指数。体重指数（BMI）的计算公式：BMI＝体重（kg）/［身高（米）］^{2}。我国居民健康体重指数为 18.5～23.9，体重指数大于 28 定义为肥胖，超过健康体重指数又没到肥胖标准为超重。

肥胖性肾脏疾病有以下几个主要特点：

（1）胖：体重指数大于 28。

（2）不同程度的尿蛋白：非常特异的一个表现是即便患者大量蛋白尿，24 小时尿蛋白量大于 3.5 克，也很少出现水肿和低蛋白血症等肾病综合征表现。一般没有肉眼血尿，伴镜下血尿的也较少。

（3）肾小球跟着胖：肾穿刺病理结果显示，有单纯肾小球肥大和局灶节段性肾小球硬化。

得了肥胖性肾脏疾病该怎么办？

最根本的方法就是减肥，通过体育锻炼和饮食控制是最健康的减肥方法。如果在医生指导下减肥无效,可选择手术减肥。通过减肥后,患者的蛋白尿、血糖、血压等都有明显改善。

94. 痛风与肾脏疾病有什么关系?

痛风是由单钠尿酸盐沉积所致的晶体相关性关节病,与嘌呤代谢紊乱和(或)尿酸排泄减少所致的高尿酸血症直接相关,由于尿酸主要由肾脏排泄,大约 1/3 的痛风患者可出现肾脏疾病,主要表现为尿酸盐肾病、尿酸性尿路结石和急性尿酸性肾病等,甚至出现肾功能不全。

得了痛风性肾脏疾病该怎么办?

首要的是针对痛风进行病因治疗,通过饮食控制、避免诱发因素,以及应用秋水仙碱、非甾类抗炎药和糖皮质激素进行治疗。

95. 营养不良对肾脏有什么影响?

(1)营养不良对肾脏发育的影响:若营养不良发生于生长过程的增生期,可造成器官细胞数量减少;若发生于增大期,可影响细胞的大小。细胞大小容易纠正,而细胞数量减少不能纠正。营养不良越严重,肾脏越小。

(2)营养不良对肾组织学的影响:营养不良可导致肾小囊上皮细胞肿胀、肾小球透明样变性、肾小囊有细小嗜酸性颗粒沉积、肾小管上皮细胞出现脂肪小滴或透明样退行性变等,偶见肾间质钙化和肾盂肾炎表现。

(3)营养不良并发感染对肾脏的影响:营养不良发生尿路感染的概率明显较高,其特征为无症状,既不发热,也无白细胞增多。尿路感染影响生长,增加营养后可进入迅速生长期;营养不良使身体抵御感染机制受到损害,细胞免疫功能出现缺陷,对疫苗的抗体反应受损;营养不良影响抗体的产生,感染链球菌或感染其他细菌,可形成可溶性免疫复合物而引起急性肾小球肾炎。故营养不良时易发生免疫性肾脏疾病,应注重合理膳食。

96. 营养不良对肾功能有什么影响?

(1)营养不良对肾小球滤过率和有效肾血流量的影响:膳食蛋白质摄入量对正常人的肾小球滤过率、有效肾血流量以及对氨基马尿酸的最大再吸收量均有影响。如进食低蛋白质食物,肾小球滤过率、有效肾血流量均降低,对氨基马尿酸的最大再吸收量减少;进食高蛋白食物,肾小球滤过率、有效肾血流量则增加,滤过分数(肾小球滤过率/有效肾血浆流量)不变,对氨基马尿酸的最大再吸收量增加。

(2)营养不良对血尿素氮和肌酐的影响:肾功能若明显损害,血尿素氮和肌酐增加,但若血尿素氮和肌酐生成较少,即使肾功能有中至重度损害,而血尿素氮和肌酐亦不增加。由于营养不良时,血尿素氮和肌酐生成减少,血尿素氮水平降低可能是蛋白质摄入减少、组织降解较慢和血尿素氮再利用的结果,肌酐减少与肌肉量减少有关。因此,有中至重度蛋白质营养不良时,即使肾小球滤过率降低,血尿素氮和肌酐均可低于正常。补充蛋白质后肾小球滤过率虽增加,但血尿素氮和肌酐还是上升,这说明补充蛋白质后血尿素氮和肌酐进入体液增加,营养不良恢复期血尿素氮可超过正常,是进食高蛋白食物的结果。

(3)营养不良对肾脏浓缩功能的影响:营养不良常有多尿和夜尿,表明肾脏浓缩功能缺陷。16小时不进水,尿渗透浓度不超过600毫摩尔/升,补充蛋白质后,肾脏浓缩功能缺陷可以得到纠正。因此,营养不良患者有肾脏浓缩功能缺陷时,补充蛋白质后能获得改善。

97. 维生素与肾脏疾病有什么关系?

维生素是维持生命活动过程中所必需的有机物质。身体对这类物质的需要量虽小,但由于体内不能合成,故只能从食物中摄取。肾脏疾病尤其是肾功能不全和进行透析治疗时,体内大部分维生素是缺乏的,原因如下:

(1)摄入不足:①慢性肾功能不全患者都有不同程度的代谢性酸中毒,而使胃肠黏膜缺血、缺氧;尿毒症毒素在体内蓄积,可刺激胃肠道黏膜,引起食欲不振、恶心呕吐,致使维生素摄入不足。②长期控制饮食中钠盐、蛋白质等的摄入量,影响了食欲,限制了食物种类的范围,使某些维生素的摄入量大为减少。

(2)吸收不良:①尿毒症毒素对胃肠道黏膜的刺激可引起腹泻,采用非透析疗法如口服氧化淀粉或大黄也能导致腹泻。因此,造成维生素吸收障碍。②慢性肾功能衰竭、肾病综合征伴低蛋白血症时,组织水肿伴胃肠道黏膜水肿;而慢性肾功能衰竭伴心功能不全时,又可造成胃肠道瘀血。这些都不利于维生素的吸收和利用。③药物引起维生素缺乏的现象日益增加,需引起关注。尤其是慢性肾功能衰竭反复感染、大量应用抗生素以及其他药物,可阻断体内维生素的吸收和利用。应用广谱抗生素 2～3 周即可出现 B 族维生素的缺乏,故多主张应用抗生素 2～3 天,必须补充复合维生素 B。

(3)消耗或丢失过多:肾脏疾病因免疫力低下或长期应用糖皮质激素,常频发感染,从而引起各种营养素和维生素消耗增加。长期血液透析或腹膜透析,若各种营养素和维生素因透析丢失而未能及时补充,亦可使维生素缺乏更趋严重。

98. 哪些药物与肾脏损害有关?

药物导致肾脏损害较为常见,主要损害肾小管间质,也可能损害肾小球。哪些药物与肾脏损害有关呢?

(1)抗生素:在抗生素导致肾脏损害中,内酰胺类抗生素是最常见的,包括头孢菌素、青霉素。据统计,头孢拉定最多(76.81%),其次有头孢唑林(6.09%)、头孢地嗪(4.64%)。青霉素常规剂量一般无直接肾脏损害,但可引起过敏反应,大剂量时会有肾脏损害,如氨苄西林(2.03%)、阿莫西林(2.03%)、青霉素(1.73%)。报道较多的肾脏损害药物还有磺胺类抗生素,包括磺胺嘧啶、复方新诺明;克林霉素肾脏损害,近年来报道也不少见。抗病毒药物阿昔洛韦,已被国家药监局通报,有致急性肾脏损害的安全问题。此外,较为少见但肾脏损害非常强的抗生素,有抗真菌药两性霉素B、氨基糖苷类抗生素庆大霉素和卡那霉素、抗结核药利福平和链霉素等。

应用以上药物时应注意:①避免长期用药,如氨基糖苷类抗生素连续应用不超过 10 天。②避免与肾脏损害有协同作用的药物联合应用,如氨基糖苷类抗生素不应与先锋霉素(Ⅳ、Ⅴ、Ⅵ)联合应用。③避免与强利尿剂联合应用,防止循环血容量不足,加重抗生素的肾脏损害。④注意监护肾功能,定期检查尿,早期发现药物性肾脏损害。

(2)解热镇痛药:对肾脏有损害的解热镇痛药,有对乙酰氨基酚、氨基比林、双氯芬酸、非那西丁、布洛芬、安替比林、赖氨酸阿司匹林等。常用的多种感冒药含有对乙酰氨基酚,如感冒灵、感康等,滥用的现象非常普遍,常常为了好得快,几种感冒药一起吃,或者本身就服用一些止痛剂等,再加上这些药,肾脏损害的危险大大增加。此外,这类药还存在滥用的现象,如头痛、身体其他部位疼痛等,长期应用止痛药,可直接损害肾脏。甚至还有人劳累后服用这类药物,作为缓解肌肉酸痛的方法。

(3)中药:见相关内容。

(4)造影剂:主要为含碘造影剂。

(5)抗肿瘤药物:包括顺铂、氨甲蝶呤、链氨霉素、卡莫司汀氯乙环、己硝脲。

(6)利尿剂：包括渗透性利尿剂和呋塞米。

药物性肾脏损害若能及时识别，停止肾脏损害药物的应用以及对症治疗，大部分肾功能可恢复。但若不能及时发现并停药，可一直遗留有肾功能损害，导致慢性间质性肾炎，甚至尿毒症的发生。

99. 药物性肾脏损害机制是什么？

药物性肾脏损害是指由药物所致的各种肾脏损害的一类疾病。由于药物种类繁多，药物滥用问题严重，药物引起的急慢性肾功能衰竭日益增多。肾脏是药物代谢和排泄的重要器官，药物性肾脏损害的机制为：

(1)直接损害：药物本身及其代谢产物经肾脏排出时，可直接产生损害作用，该类损害与药物剂量和疗程有关。

(2)免疫炎性反应：药物可作为半抗原，引起抗原-抗体反应，沉积在肾小球、肾小管基底膜，激活补体，引起肾脏损害，该类损害与剂量无关。

(3)阻塞性损害：药物本身或代谢产物引起身体代谢改变，在肾内形成结石，造成阻塞性肾脏损害。

(4)血流动力学影响：环孢素、丙硫氧嘧啶、甲巯咪唑等可引起肾血管内皮细胞损害；非甾体类抗炎药、环孢素、他可莫司等可引起肾血管收缩。

(5)代谢紊乱：抗肿瘤药可引起肿瘤细胞溶解综合征，从而导致肾脏损害，表现为尿酸增高、高血钙等；糖皮质激素可引起糖、蛋白质代谢紊乱，利尿剂可引起电解质紊乱，均可引起肾脏损害。

因此,不要随意应用药物,应由医生根据病情用药,避免造成药物性肾脏损害。

100. 常见损害肾脏的中药有哪些?

很多人认为,中药是纯天然物质,没有不良反应。其实,部分中药不但有不良反应,有些不良反应还相当严重。常见损害肾脏的中药主要有三类:

(1)植物类中药:雷公藤、草乌、关木通、广防己、朱砂莲、使君子、益母草、苍耳子、苦楝皮、天花粉、牵牛子、金樱根、土贝母、马兜铃、土荆芥、巴豆等。

(2)动物类中药:鱼胆、海马、蜈蚣、蛇毒等。

(3)矿物类中药:含砷类(砒霜、雄黄、红矾)、含汞类(朱砂、升汞、轻粉)、含铅类(铅丹)和其他矿物类(明矾)等。

这些中药都可能损害肾脏,应用要谨慎。

101. 庆大霉素可导致肾功能衰竭吗?

庆大霉素属于氨基糖苷类抗生素,极易导致急性肾小管坏死,而且还有另外一个严重并发症—耳聋。近年来,随着对庆大霉素不良反应的认识,这种并发症逐渐减少,但仍可见偏远地区的儿童因此致残。

以庆大霉素为代表的氨基糖苷类抗生素之所以损害肾脏,是由于此类药物主要经肾脏排泄并在肾皮质内蓄积所致。此类药物肾脏损害的特征为伴肾小球滤过率降低、血尿素氮和肌酐增加的非无尿性肾功能衰竭。组织学最初可见溶酶体改变,随后可见刷状缘、内质网、线粒体损害,最终出现肾小管细胞坏死。因此类药物可造成肾脏损害、甚至导致肾功能衰竭,我国规定 6 岁以下小儿慎用,部分情况禁用。所以,家长不要自行给小儿应用此类药物。

102. 造影剂对肾脏有什么损害?

随着血管造影、介入治疗等技术的发展,造影剂的应用越来越广泛,造影剂引起的急性肾脏损害也越来越受到关注。接受造影剂相关检查,特别是已有肾脏疾病的患者,应该注意什么呢?

(1)造影剂引起急性肾脏损害:应用造影剂 2～3 天后,血肌酐较应用造影剂前升高 25%,或血肌酐绝对值较应用造影剂前升高 44 微摩尔/升,可诊断为造影剂急性肾脏损害。

(2)易发生造影剂肾脏损害的危险因素:已有肾功能不全,也就是血肌酐大于 133 微摩尔/升,被认为是最主要的危险因素;糖尿病、老年人、造影剂剂量大、近期应用了肾脏损害药物,以及合并肾功能不全、高血压、肝功能不全、脱水等,都是促成发生造影剂肾脏损害的重要危险因素。

一般来说,没有上面说的危险因素,造影剂肾脏损害发生率约为 1.2% 左右。合并危险因素越多,造影剂肾脏损害发生率越高。有研究显示,肾功能不全患者造影剂肾脏损害发生率高达 50％以上。

发生造影剂肾脏损害,原来肾功能正常的患者,大部分可恢复正常,但不是全部,已有肾功能不全的患者,40％不能再恢复到原来状态。

(3)预防办法:最重要的预防办法就是应用造影剂前,所有患者都应该检查肾功能,并且进行危险因素评估。对高危人群,应仔细权衡利弊,尽量避免应用造影剂,采用其他不需要造影剂的检查方式。应用造影剂前停用非甾体抗炎药,如阿司匹林等;停用普利类和沙坦类降压药;糖尿病患者停用二甲双胍。停用利尿剂,并且造影前后充分水化,患者自己一定要多喝水,高危人群还需要输液补水。充分水化可以有效预防造影剂对肾脏的损害。

必须应用造影剂检查时,高危人群也不要应用高渗造影剂,因为高渗造影剂对肾脏的损害更大。因此,要选择低渗或等渗造影剂。应用造影剂剂量要尽量小,两次应用造影剂之间至少隔 1 周,应用造影剂后需要连续监测肾功能 3 天。

103. 慢性肾脏疾病患者怀孕不能应用哪些药物?

(1)肾素-血管紧张素阻断剂:就是普利类、沙坦类药物,这些药物是治疗慢性肾脏疾病的基础用药,常常要用来减少蛋白尿、控制血压。但妊娠期应用可导致羊水过少、母婴肾功能衰竭、胎儿肺发育不全、胎儿肾小管发育不良、胎儿(心血管系统、中枢神经系统)畸形,患者病死率高。因此,怀孕前需要停用这些药物。

(2)免疫抑制剂：主要是环磷酰胺、他克莫司、环孢素、吗替麦考酚酯、来氟米特等，这些药有发育毒性，一般怀孕前 6 周就要停用。硫唑嘌呤被认为相对安全。西罗莫司有致畸作用，妊娠期避免应用。

(3)糖皮质激素（除地塞米松、倍他米松外）：可被胎盘强化酶灭活，可小剂量应用，长期大剂量应用可导致糖尿病、高血压、先兆子痫、胎膜早破。

狼疮性肾炎患者怀孕，如果需要激素冲击的话，仍可应用甲泼尼龙 250～500 毫克静脉冲击治疗。羟氯喹争议较大，认为怀孕前未应用，不建议应用，怀孕前已经应用了，就不建议停用。

(4)利妥昔单抗、抗胸腺球蛋白：可通过胎盘，怀孕前 12 个月停用。

(5)中药雷公藤、大黄提取物：存在性腺抑制、肝肾毒性，禁用。

104. 什么是纤维样肾小球病和免疫触须样肾小球病？

纤维样肾小球病和免疫触须样肾小球病是指肾小球内存在类似淀粉样纤维丝物质或是中空的微管样结构的纤维物质，但对淀粉样蛋白特殊染色阴性，一般不伴系统性疾病的一类肾小球疾病。

105. 什么是脂蛋白肾病？

脂蛋白肾病是以肾小球毛细血管袢腔内存在大量"脂蛋白血栓"为组织学特征的一种肾小球病，临床上常伴脂质代谢异常，往往是以蛋白尿或肾病综合征为主要表现，但却无高血压、肝功能不全和脂质代谢异常所致的其他脏器损害。

106. 什么是肾脏淀粉样变性？

肾脏淀粉样变性是系统性淀粉样变性病的组成部分，是由特殊蛋白在细胞外形成具有 β 样折叠结构的纤维丝，沉积在肾脏而引起肾功能障碍的疾病。分为轻链型（AL 型）、AA 型和其他型。轻链型原发性病因不明，继发性主要见于多发性骨髓瘤等浆细胞病。AA 型继发于慢性炎症，如结核、慢性化脓性疾病、类风湿性关节炎和地中海热。小儿肾脏淀粉样变性又称 Muckle-Wells 综合征，是淀粉样蛋白沉积于肾脏引起肾功能障碍的一种少见病，以肾病综合征为主要临床表现，晚期可导致肾功能衰竭。这种淀粉样蛋白与碘接触时发生棕色反应，像淀粉一样，因此命名。

107. 什么是肝肾综合征？

肝肾综合征是指严重肝脏病变（无原发性肾脏疾病或其他不知病因）引起的一种肾脏无器质性病变的功能性肾功能

衰竭,常伴腹水,是各种晚期肝硬化患者的常见并发症,多因消化道出血、强烈利尿、大量排放腹水、感染等诱发,死亡率极高。

108. 肝肾综合征如何诊断和治疗?

主要诊断标准

(1)肝硬化伴腹水。

(2)血肌酐>133 微摩尔/升。

(3)停利尿剂至少 2 天以上,并经白蛋白静脉滴注扩容后,血肌酐无改善。白蛋白推荐剂量为 1 克/千克/天。

(4)除外休克。

(5)当前或近期未应用肾损害药物。

(6)排除肾脏器质性疾病,尿蛋白>500 毫克/天,尿红细胞<50 个/高倍视野,影像学和超声检查无尿路梗阻和肾实质病变。

次要诊断标准

(1)尿量<500 毫升/天。

(2)尿钠<10 毫摩尔/升。

(3)尿渗透压>血渗透压。

(4)血钠<130 毫摩尔/升。

治疗

(1)治疗原发病:积极改善肝功能,对改善肾功能有较好作用,积极治疗肝内肿瘤和肝硬化,有食管静脉破裂出血和自发性细菌性腹膜炎病史患者,可考虑预防性应用抗生素,以提高生存率。

（2）支持疗法：停用任何诱发氮质血症和损害肝脏的药物,给予低蛋白、高糖饮食,减轻氮质血症和肝性脑病的恶化,同时应用保肝降酶药物。

（3）去除诱因：上消化道出血、肝癌破裂出血、大量排放体腔积液、大剂量应用利尿剂、应用损害肾脏药物、合并严重感染、手术等是肝肾综合征的常见诱因,应予以及时防治。

（4）纠正水电解质紊乱和酸碱平衡：在补充有效血容量的基础上,增加尿量和尿钠排泄,积极纠正钾、钠、氯、镁等紊乱和酸碱失衡。

（5）扩容治疗：应用血浆、全血、白蛋白或右旋糖酐等血浆制剂扩容,同时应用呋塞米等,减轻血管阻力,改善肾血流量。若肺毛细血管楔压,则不宜扩容。

（6）应用血管活性药物：应用多巴胺、鸟氨加压素、特利加压素、甲氧氨福林和奥曲肽,改善肾血流量,降低肾血管阻力,增加肾小球滤过率和尿量。

（7）透析：透析可改善肾功能,但仅用于肝功能可能恢复患者或将要进行肝移植患者。

（8）颈静脉、肝门静脉分流术：可降低血尿素氮和肌酐水平,提高血肌酐清除率,延长生存时间,帮助患者过渡至肝移植。但可诱发肝性脑病,并发颈静脉、肝门静脉狭窄和栓塞。

（9）肝移植：肝移植是治疗肝肾综合征的确切方法之一。

109. 什么是低血磷性抗维生素 D 佝偻病？

低血磷性抗维生素 D 佝偻病是一种肾小管遗传缺陷性疾病，又称家族性低磷血症或肾性低血磷性佝偻病，由原发性肾小管重吸收磷障碍、钙磷代谢紊乱造成佝偻病。遗传方式是 X 性连锁显性遗传，也有少数常染色体隐性遗传散发病例，对一般生理剂量的维生素 D 无反应，故又称抗维生素 D 佝偻病。

小儿多于近周岁下肢开始负重时，才发现症状。开始发病常以"O"形腿或"X"形腿为早期症状，其他佝偻病体征很轻，较少出现肋串珠和郝氏沟。

根据临床表现，除外其他病因引起的佝偻病，对一般剂量维生素 D 无反应，结合实验室检查血磷低下、尿磷增加等结果，可做出诊断。

治疗主张磷剂和维生素 D 联合用药，以取得较好效果。单用磷剂可导致低血钙和甲状旁腺功能亢进，而单用维生素 D 可导致高血钙或肾钙化。

110. 什么是渗透性肾病？

短时间内经静脉输入高渗液体，如葡萄糖、甘露醇等，肾小管上皮细胞出现特殊病变，称之为渗透性肾病，停药后即可恢复。因此，渗透性肾病又称可复性肾小管病变。

111. 什么是低钾性肾病？

低钾性肾病是由持久性低钾血症引起的慢性间质性肾炎或肾病。严重程度取决于低钾血症的程度和持续时间。患者除因低钾血症引起乏力、麻痹、软瘫、心律失常外，主要表现为尿浓缩功能障碍，以多尿、烦渴、夜尿为主，甚至出现肾性尿崩症，对加压素试验反应不佳。肾小管浓缩功能减退，尿比重降低，酚红排泄率减低。血尿素氮、肌酐一般正常。常伴发肾盂肾炎，后期可发生肾功能衰竭。

病因：一是与人类淋巴细胞抗原有关的家族性间质性肾炎，以原发性肾性失钾、血压正常、醛固酮水平增高、尿前列腺素 E 排泄增加等为特征。二是继发性低血钾性肾病，多见于长期应用腹泻药、利尿药或继发于醛固酮增多症。

112. 什么是肾动脉栓塞？

肾动脉栓塞是指肾动脉或其分支被栓子堵塞，导致肾脏组织缺血、坏死。由于其比较罕见、症状无特异性，故容易误诊或延期确诊。肾动脉栓塞的栓子 90％ 来源于心脏。肾动脉栓塞的诊断主要依赖影像学检查，包括彩色多普勒超声、腹部 CT、腹部核磁共振、肾动脉造影、静脉尿路造影、放射性核素肾图等。

113. 什么是肾皮质坏死？

肾皮质坏死是一种少见的动脉梗塞形式，以肾皮质组织坏死、继而钙化为特征，影响部分或全部肾的外层（皮质）而不影响内层（髓质）。

任何年龄均可患病，婴儿和儿童约占 10％，半数以上肾皮质坏死的新生儿在分娩时伴胎盘剥离，其他最常见病因是败血症。小儿肾皮质坏死可发生感染、脱水、休克或溶血性尿毒症综合征。

区别肾皮质坏死和急性肾功能衰竭比较困难，但当上述任何一种情况突然出现无尿伴肉眼血尿和胁痛时，应考虑该诊断。通常通过腹部超声或 CT 扫描明确诊断。也可进行肾穿刺或肾动脉造影检查，但大多数患者不需要做，X 线片上见到钙沉积提示肾皮质坏死。

114. 什么是肾髓质坏死？

肾髓质坏死又称肾乳头坏死、坏死性乳头炎，是指肾乳头及其邻近的肾髓质发生缺血性坏死，基本病变是肾脏血液循环受到影响，引起一个或多个肾椎体远端的局限性或弥漫性缺血坏死。

常见病因有糖尿病、梗阻性肾病、肾盂肾炎、药物滥用、肾血管炎、肝脏疾病。

临床上分为暴发型、亚急性型和慢性型。少数患者起病急骤,常继发于尿路感染,表现为寒战、高热、腰痛、肉眼血尿,常伴尿路刺激症状,肾区有压痛和叩击痛,严重患者可有肾绞痛;病情迅速恶化出现脓毒血症征象,有中毒性休克、少尿或无尿,出现尿毒症、昏迷乃至死亡。多数患者起病缓慢,可有肾功能损害。

尿检可见血尿、蛋白尿,泌尿系统感染患者,菌尿呈阳性,尿中找到脱落的肾乳头坏死组织。

诊断依据:急性发作、高热、肾区有叩击痛。病史中有糖尿病、镰状细胞血色素病、尿路梗阻感染和长期应用消炎镇痛药等,有助于该病的诊断。肾髓质坏死最有价值的诊断方法:肾乳头部位有环状阴影或缺损、肾髓质或肾乳头钙化阴影、肾影缩小和轮廓不规则。

治疗:主要是治疗原发病、去除诱发因素、增加肾脏血流量、改善肾髓质血液供应、减轻不适症状、促进肾脏修复,以及解痉、止痛、止血等对症治疗,肾功能不全患者采用血液净化治疗。

115. 什么是肾小管间质性肾炎?

肾小管间质性肾炎又称间质性肾炎,是由多种病因引起的肾小管间质性急慢性损害的综合征。临床分为急性肾小管间质性肾炎、慢性肾小管间质性肾炎。急性肾小管间质性肾炎以多种病因导致短时间内发生肾间质炎性细胞浸润、肾间质水肿、肾小管不同程度损害伴肾功能不全等为特点。慢性肾小管间质性肾炎以肾间质纤维化、肾间质单核细胞浸润和肾小管萎缩等为特点。

116. 肾小管间质性肾炎常见病因是什么？

(1)感染：急性肾小管间质性肾炎是由全身或局部感染的微生物在肾实质内繁衍所致。如急性细菌性肾盂肾炎引起的败血症等，抗生素的临床应用，使本病的发病率大为减少。

(2)系统性疾病：如系统性红斑狼疮、干燥综合征、结节病、原发性冷球蛋白血症，以及血液系统疾病，如多发性骨髓瘤、阵发性血红蛋白尿、淋巴增生性疾病、镰状细胞病等。

(3)药物：通常是由药物直接对肾小管的损害或过敏所致，可能与环孢素、氨基糖苷类抗生素、两性霉素 B、止痛剂、非类固醇类抗炎药、顺铂等长期应用相关。

(4)重金属盐：与镉、锂、铝、金、铍等长期接触有关。

(5)化学毒物或生物毒素：有四氯化碳、四氯乙烯、甲醇、乙二醇、煤酚、亚硝基脲或蛇毒、鱼胆毒、蜂毒、蕈毒等中毒史。

(6)代谢性疾病：有胱氨酸病、低钾性肾病、尿酸性肾病、糖尿病肾病、淀粉样肾病史。

117. 肾小管间质性肾炎有什么临床表现？

(1)急性肾小管间质性肾炎临床表现：①起病急，多有前驱感染史或用药史。②全身症状表现为发热、皮疹、关节酸痛等。③肾脏损害表现为血尿、无菌性脓尿、蛋白尿,肾小管功能障碍表现为少尿、氮质血症、肾功能衰竭。

(2)慢性肾小管间质性肾炎临床表现:①以肾小管浓缩功能障碍为主患者,有烦渴、多尿等肾性尿崩症表现。②以肾小管酸化功能障碍为主患者,有肾小管酸中毒表现。③部分患者有失盐性肾炎或低钾性肾病表现。

118. 怎样诊断肾小管间质性肾炎?

患者有明显的细菌、病毒、真菌感染或药物应用史,临床表现、实验室和影像学检查有助于诊断,但肾脏病理检查仍然是诊断肾小管间质性肾炎的金标准。

临床出现不明原因的急性肾功能不全时,应考虑急性肾小管间质性肾炎。具有下列临床特征患者,应考虑慢性肾小管间质性肾炎:

(1)存在导致慢性肾小管间质性肾炎的诱因,如长期应用止痛剂、慢性尿路梗阻等,或有慢性肾小管间质性肾炎家族史。

(2)临床表现有肾小管功能障碍,如烦渴、多尿、夜尿增多、肾小管性酸中毒等,或肾功能不全但无高血压、无高尿酸血症等。

(3)尿检查表现为严重肾小管功能损害,少量小分子蛋白尿(<2.0克/24小时),尿维生素结合蛋白、溶菌酶、尿 α_2-微球蛋白、尿 N-乙酰 β-氨基葡萄糖苷酶升高,可有糖尿、氨基酸尿。慢性肾小管间质性肾炎还须根据病史和临床特征、

病理特征进一步明确病因。

119. 肾小管间质性肾炎如何治疗和护理?

治疗

(1)一般治疗:去除病因、控制感染、及时停用致敏药物,治疗原发病是肾小管间质性肾炎治疗的第一步。

(2)对症支持治疗:纠正肾性贫血,纠正电解质、酸碱、血容量等失衡,血肌酐明显升高或合并高血钾、心衰、肺水肿等有血液净化指征患者,应及时进行血液净化治疗,急性肾小管间质性肾炎可选用连续性血液净化治疗。进入尿毒症期患者,若条件允许,可进行肾移植。

(3)促进肾小管再生:冬虫夏草有促进肾小管上皮细胞生长、提高肾小管上皮细胞膜稳定性、增强肾小管上皮细胞耐受缺氧等作用,对肾小管间质性肾炎有一定治疗作用。

(4)免疫抑制剂:由自身免疫性疾病、药物变态反应等免疫因素导致的肾小管间质性肾炎,可应用激素和免疫抑制剂治疗。

护理

(1)卧床休息,限制活动量。

(2)鼓励多饮水。

(3)给予清淡易化的高热量、高蛋白流质或半流质食物。

(4)出汗后要及时更换衣被,注意保暖。

(5)协助口腔护理,鼓励多漱口,若口唇干燥可涂护唇油。

（6）体温超过 38.5℃时给予物理降温，慎用药物降温，因为退热制剂易致敏而加重病情，物理降温后 0.5 小时测量体温，并记录于体温单上。

120. 什么是小儿膀胱输尿管反流？

小儿膀胱输尿管反流是指小儿由于膀胱输尿管连接部瓣膜功能不全，导致尿液从膀胱反流至输尿管和肾盂。小儿膀胱输尿管反流和肾内反流伴反复尿路感染，易导致反流性肾病，表现为肾脏形成瘢痕、萎缩和肾功能异常，若不及时治疗和纠正，可发展到慢性肾功能衰竭。

121. 小儿膀胱输尿管反流的病因是什么？

按病因分为原发性小儿膀胱输尿管反流和继发性小儿膀胱输尿管反流：

（1）原发性小儿膀胱输尿管反流最常见，是先天性的、不伴梗阻的反流，为先天性膀胱输尿管瓣膜功能不全，包括先天性膀胱黏膜下输尿管过短或水平位、输尿管开口异常、膀胱三角肌组织变薄无力、瓦耶鞘先天异常等。53％的患病小儿为膀胱逼尿肌功能异常所致反流。

（2）继发性小儿膀胱输尿管反流为导致瓦耶鞘功能紊乱的因素所致，如泌尿系统感染、膀胱颈和下尿路梗阻或创伤等。小儿泌尿系统感染并发反流高达 30％～50％。小儿泌尿系统感染时膀胱输尿管段因炎症、肿胀、变形,而失去正常瓣膜作用,输尿管的蠕动功能减退,产生反流。控制感染后反流可逐渐消失。小儿尿路畸形合并反流约占 40％～70％。此外,小儿膀胱输尿管功能不全,如原发性神经脊髓闭合不全,包括脑脊膜膨出等,约有 19％发生膀胱输尿管反流。

122. 小儿膀胱输尿管反流有什么临床表现?

3 个月以下婴幼儿患者可出现发热、呕吐、哭吵、嗜睡、喂养困难、发育落后、黄疸、血尿或菌尿等;3 个月以上小儿患者可出现发热、食欲缺乏、腹痛、呕吐、腰酸、尿频、排尿困难、血尿、脓血尿、尿浑浊等。

123. 小儿膀胱输尿管反流怎样分级?

小儿膀胱输尿管反流常做排尿性膀胱尿路造影检查,根据造影结果,国际反流委员会提出将小儿膀胱输尿管反流分为 5 级:

(1) Ⅰ级:尿反流只限于输尿管。

(2) Ⅱ级:尿反流至输尿管、肾盂,但无扩张,肾盏穹窿正常。

(3) Ⅲ级:输尿管轻、中度扩张和(或)扭曲,肾盂中度扩张、肾盏穹窿无(或)轻度变钝。

（4）Ⅳ级：输尿管中度扩张和扭曲，肾盂、肾盏中度扩张，肾盏穹窿角完全消失，大多数肾盏保持乳头压迹。

（5）Ⅴ级：输尿管严重扩张和扭曲，肾盂、肾盏严重扩张，大多数肾盏不显乳头压迹。

124. 小儿膀胱输尿管反流性肾病怎样分级？

核素肾静态扫描是膀胱输尿管反流性肾病诊断的唯一金标准，特别是 5 岁以上小儿。Coldraich 根据核素肾静态扫描，将小儿膀胱输尿管反流性肾病分为四级：

（1）Ⅰ级：一处或两处瘢痕。

（2）Ⅱ级：两处以上瘢痕，但瘢痕之间肾实质正常。

（3）Ⅲ级：整个肾脏弥漫性损害，类似阻梗性肾病表现，即全肾萎缩，肾轮廓有或无瘢痕。

（4）Ⅳ级：终末期、萎缩肾，几乎无或根本无核素摄取（小于全肾功能的 10％）。

125. 小儿膀胱输尿管反流有什么征兆？

若出现以下征兆，应考虑小儿出现了膀胱输尿管反流：

（1）反复复发和迁延不愈的泌尿系统感染。

（2）长期尿频、尿淋漓或遗尿。

（3）年龄＜2 岁。

（4）中段尿培养持续阳性。

(5)泌尿系统畸形。

(6)家族一级亲属中有膀胱输尿管反流或小儿反流性肾病。

(7)胎儿或婴儿期肾盂积水。

由于临床诊断小儿膀胱输尿管反流时,症状多不明显或仅有非特异性表现,故确诊需依赖影像学检查。

126. 小儿膀胱输尿管反流如何治疗?

治疗原则

制止反流和控制感染,防止肾功能进一步损害。

内科治疗

(1)预防尿路感染复发,选择敏感抗生素治疗剂量的1/3晚睡前顿服,可选择阿莫西林克拉维酸钾或头孢克洛类药物口服。

(2)饮水充足,及时排尿,避免憋尿。

(3)尿路感染婴幼儿合并排泄功能障碍(包括排尿功能障碍和便秘),需得到充分重视。

外科治疗

Ⅲ级以上小儿膀胱输尿管反流,若有下列情况,宜尽早进行手术:

(1)预防感染不能有效控制尿路感染的反复。

(2)就诊时即发现肾发育延迟。

(3)随访中出现肾功能不全,产生新的瘢痕。

127. 常见肾小管疾病有哪些？

（1）近端肾小管综合征：①葡萄糖转运障碍—肾性糖尿。②磷转运障碍—维生素 D 依赖症、假性甲状旁腺功能低下。③钙重吸收减少—高钙尿症。④氨基酸重吸收减少—肾性氨基酸尿。

（2）多发性肾小管功能障碍：原发性或继发性范可尼综合征。

（3）远端小管综合征：①肾性尿崩症。②假性醛固酮低下症。③假性醛固酮增多症。④Bartter 综合征。

（4）近端或远端肾小管疾病：肾小管酸中毒。

128. 肾小管疾病有什么临床表现？

（1）水、电解质紊乱：表现为烦渴、多尿、呕吐、脱水、原因不明的发热、周期性瘫痪、弛张性瘫痪、高氯性代谢性酸中毒。

（2）生长发育障碍：表现为顽固性佝偻病（多见于肾小管对磷重吸收障碍）、手足搐搦，伴或不伴智力发育障碍。

（3）肾结石或尿钙化：表现为多发性、反复性。

（4）营养物质重吸收障碍：表现为糖尿、氨基酸尿、肾小管性蛋白尿。

（5）全身症状：糙皮病样皮疹、小脑共济失调、肝损害、椎体外系反应。

129. 什么是指甲-髌骨综合征？

指甲-髌骨综合征是一种常染色体显性遗传性疾病，故发现小儿有以下表现及家族遗传史，应注意此病。

（1）指甲萎缩、角化不全：部分指甲完全缺失、纵裂、表面凹凸不平，多见于拇指和食指，小指和趾甲较少见，指骨一般无畸形。

（2）骨发育不良：髌骨发育过小或缺失，膝部宽而扁平，桡骨头畸形和脱臼，肘关节屈曲性挛缩，肩峰突隆起，肩胛骨刺，髂骨角样畸形，髋外翻和马蹄内翻足。

（3）肾脏损害：30％～40％的患者合并肾脏损害，其中25％可发展为肾功能衰竭，早期表现为蛋白尿、镜下血尿。

（4）眼部异常：虹膜睫状体异常，晶状体、玻璃体浑浊或视力受累，眼睑下垂、眼距增宽、斜视等

（5）其他畸形：脊柱前突、脊柱侧弯、锁骨变直、唇裂和腭裂等。

指甲-髌骨综合征肾脏损害无特异治疗方法，一般治疗同其他肾脏疾病。对那些发展为终末期肾脏疾病的患者，可进行透析或肾移植，一般移植的肾脏无复发的基底膜损害。

130. 什么是范可尼综合征？

范可尼综合征是指近端肾小管对多种物质再吸收障碍性疾病。小儿可出现生长发育迟缓、肌无力、肢体疼痛、佝偻

病、多发性骨折、肌肉麻痹、行动困难和步态不稳。婴儿可有呕吐、拒食、烦渴、多尿、脱水,最终可死于严重脱水、电解质紊乱和肾功能衰竭。早期发现后,通过补充维生素 D、补充碱性溶液、口服 D-青霉胺和睾丸素等,可延缓病情的恶化。

131. 什么是肾性尿崩症?

肾性尿崩症是指在血浆抗利尿激素正常或增高的情况下,肾脏不能浓缩尿而持续排出稀释尿的病理状态。临床表现为:

(1)多尿、多饮、烦渴为本病突出的临床表现。

(2)低渗尿,尿比重常持续低于 1.005。

(3)高渗性脱水与血容量不足。

(4)生长发育迟缓。

(5)智力障碍与心理异常。

(6)尿路积水。

通过早期发现,提供足够水分,限制过多钠盐和蛋白质摄入,应用双氢克尿噻和前列腺素合成酶抑制剂,则预后尚好;若能控制持续性高渗性脱水,可防止脑损害,避免精神运动发育障碍;及早改善营养状况,能使生长发育正常。

132. 什么是肾小管酸中毒?

肾小管酸中毒是指近端肾小管重吸收 HCO_3^- 障碍和(或)远端肾小管排 H^+ 功能障碍,而导致持续性代谢性酸中毒。特征是血清 HCO_3^- 浓度低、高氯血症，尿呈碱性、中性或弱酸性，常伴骨病。

133. 肾小管酸中毒有什么临床表现?

(1) Ⅰ型肾小管酸中毒：又称远端肾小管性酸中毒、梯度型肾小管酸中毒，有以下临床表现。

①慢性高氯性代谢性酸中毒：表现为生长发育迟缓、厌食、恶心、呕吐，或伴腹胀、腹泻、便秘。

②血钾正常或降低：表现为周期性瘫痪。

③肾性骨病：表现为严重佝偻病、骨痛、病理性骨折、低血钙、低血磷、碱性磷酸酶升高。

④高尿钙、肾结石、肾钙化、反复尿路感染或血尿：表现为多饮、多尿、低比重尿、烦渴。

⑤尿 $pH>6$、氯化铵负荷试验 $pH>5.5$、碳酸氢钠负荷试验 HCO_3^- 排泄分数 $<5\%$。

(2) Ⅱ型肾小管酸中毒：又称近端肾小管性酸中毒、速度型肾小管酸中毒，有以下临床表现。

①慢性高氯性代谢性酸中毒与低钾血症：表现为多饮、多尿、低比重尿、烦渴。

②尿钙不高，无骨骼改变。

③尿 $pH>6$、氯化铵负荷试验 $PH<5.5$、碳酸氢钠负荷试验 HCO_3^- 排泄分数 $>15\%$。

(3) Ⅲ型(混合型)肾小管酸中毒：有以下临床表现。

①兼有远端肾小管酸中毒和近端肾小管酸中毒表现。

②尿 pH＞6、氯化铵负荷试验 pH＞5.5、碳酸氢钠负荷试验 HCO_3^- 排泄分数 5％～15％。

（4）Ⅳ型肾小管酸中毒：又称高钾型肾小管酸中毒，有以下临床表现。

①慢性高氯性代谢性酸中毒伴持续性高钾血症，不能以肾功能不全和其他原因解释。

②血醛固酮降低。

③尿 pH＜5.5、氯化铵负荷试验 pH＜5.5、碳酸氢钠负荷试验 HCO_3^- 排泄分数 5％～15％。

134. 什么是肾积水？

由于泌尿系统梗阻导致肾盂和肾盏扩张，引起的尿潴留，统称为肾积水。因为肾内尿潴留，压力升高，使肾盂与肾盏扩大和肾实质萎缩。若潴留的尿发生感染，称为感染性肾积水；若肾组织因感染、坏死而失去功能，肾盂充满脓液，称为肾积脓或脓肾。造成肾积水的主要病因是肾盂和输尿管交界处梗阻。

135. 胎儿会发生肾积水吗？

胎儿会发生肾积水，主要因为肾盂和输尿管的连接处梗阻或输尿管和膀胱之间梗阻。肾积水是由于尿路梗阻而引起的肾盂与肾盏扩大和肾实质萎缩。尿路梗阻可发生于尿道的任何部位，可为单侧或双侧。梗阻程度可为完全性或不完全性,持续一定时间后都可引起肾积水。

136. 小儿肾积水如何防治?

(1)预防和治疗泌尿系统感染:婴儿无尿路感染时,可按正常喂养,及时更换尿布,保持会阴部清洁、干燥。注意观察体温变化和尿颜色,监测尿常规变化。若出现发热、排尿哭闹、血尿,提示泌尿系统感染的可能。

(2)进行尿常规检查:若存在泌尿系统感染,给小儿适当多喂水,保证每天足够的尿量,以达到尿路自然冲洗效果。留取中段尿培养,查找致病菌,应用敏感抗生素,进行抗感染治疗。对泌尿系统感染较重的小儿,采取静脉注射方法抗感染治疗,并给予碱化尿。观察小儿精神、反应、饮食等情况。

137. 小儿肾积水手术适应证是什么?

肾积水是小儿外科常见病,以肾盂和输尿管连接处梗阻最常见,主要病因为肾盂和输尿管连接处狭窄、息肉或瓣膜梗阻、输尿管高位连接、迷走血管压迫等。

小儿肾积水分为四级:

(1)Ⅰ级为肾盂轻度分离。

(2)Ⅱ级为除肾盂扩张外,还有 1 个或几个肾盏扩张。

(3)Ⅲ级为所有肾盏均扩张。

(4)Ⅳ级为肾盏扩张伴肾实质变薄。

对小儿肾积水的治疗仍有争议,有学者认为,大部分小儿轻中度肾积水不需手术,在随访观察中可自行好转,但美国胎儿泌尿外科学会研究报告,年龄 6 个月,相对肾功能大于 40％,Ⅲ～Ⅳ级肾积水小儿,在观察随访中 25％ 最终仍需手术,而发现后立即手术的小儿在肾积水减轻程度、肾盂排空改善等方面明显优于保守观察。若肾血管阻力指数(RI)＞0.70(正常值为 0.49～0.62),说明肾功能可能进一步恶化;若肾血管阻力指数(RI)＞0.81,说明肾功能难以恢复,应及时考虑手术解除梗阻。通过观察发现,早期手术减压可减少对侧肾脏代偿性肥大,增加手术后肾功能恢复潜力。对小儿肾盂扩张＞2 厘米、小儿肾盏扩张均应考虑早期手术,以免影响患肾功能。手术目的是解除梗阻,保留患肾。

巨大肾积水是指严重肾积水超过中线、肾实质菲薄、肾盂内积水量超过 24 小时正常尿量。巨大肾积水的患肾功能差、治疗效果欠佳、肾功能恢复差,且易产生尿路结石、尿路感染等并发症。先造瘘引流,再行离断式肾盂和输尿管成形术,是治疗巨大肾积水的有效方法。肾盂和输尿管成形术后,若肾功能恢复不理想,治疗效果差,部分患肾只能切除。

小儿巨大肾积水肾切除指征:①肾实质菲薄,厚度＜2 厘米。②肾功能＜10％。③合并严重感染、积脓。④对侧肾功能正常。

138. 尿路结石有什么临床表现?

不同部位的尿路结石,有不同临床表现。

肾和输尿管结石的主要表现是血尿,多于剧烈活动后出现,有时血尿较轻,可见镜下血尿。腰和腹股沟疼痛也是肾结石的重要表现。不会申诉的小儿表现为哭闹,甚至呕吐、颜面苍白、出冷汗。若并发尿路感染,则小儿以全身症状就诊,如低热、食欲不振、消瘦、生长发育迟缓等,尿常规检查有大量白细胞。偶见肾结石以急性无尿为首发症状,这是由于一侧输尿管堵塞,导致对侧肾脏发生一系列生理病理变化,严重时抑制肾脏排尿功能,也称肾-肾反射。输尿管结石的症状与肾结石大致相同,但输尿管膀胱段结石可引起尿频、尿急、尿痛等膀胱刺激症状。膀胱结石的主要症状是排尿困难和排尿疼痛。

139. 什么是 Alport 综合征?

Alport 综合征又称遗传性肾炎,是一种主要表现为血尿、肾功能进行性减退、感音神经性耳聋和眼部病变的遗传性肾小球基底膜疾病,是由于编码肾小球基底膜的主要胶原成分—Ⅳ胶原基因突变而产生的疾病。Ⅳ胶原基因突变的发生率约为 $1/10\,000 \sim 1/5\,000$。临床诊断既要注意肾脏异常的特点,也要注意"肾外"表现,还要通过家族史尽量推断遗传型,因为不同遗传型的 Alport 综合征临床表现和预后不尽相同。

140. Alport 综合征有什么临床表现?

Alport 综合征多见于小儿,以血尿为主要临床表现,多数为肾性血尿,部分男性患病小儿表现为持续性镜下血尿和蛋白尿,甚至可在出生后几天内出现血尿。Alport 综合征听力障碍表现为感音神经性耳聋,呈进行性加重,双侧不完全对称,甚至影响日常对话交流。Alport 综合征眼部病变包括前圆锥形晶状体病变、眼底黄斑周围点状或斑点状视网膜病变、视网膜赤道部病变等。患病小儿(早期)临床表现轻微或隐匿,常表现为程度不同的血尿、蛋白尿或肾病综合征,但症状呈进行性加重,并且治疗效果不佳或无效,逐步发展为肾功能衰竭。

141. Alport 综合征如何治疗?

没有药物可改善 Alport 综合征患病小儿肾小球或肾小管基底膜中 IV 型胶原的损害。Alport 综合征终末期患病小儿,有效治疗措施之一是实施肾移植手术。

142. Alport 综合征预后怎样?

X 连锁显性遗传型 Alport 综合征男性小儿预后极差,几乎全部发展至终末期肾病。许多常染色体隐性遗传型 Alport 综合征小儿,青春期出现肾功能衰竭,30 岁前所有患者几乎均出现肾功能衰竭。常染色体显性遗传型 Alport 综合征患者,临床表现相对较轻,50 岁后才发展至终末期肾脏疾病。

143. 什么是家族性良性血尿？

家族性良性血尿又称家族性再发性血尿、家族性血尿综合征，以反复血尿、肾功能正常和阳性家族史为临床特点，病理特点为肾小球基底膜变薄。家族性良性血尿具有家族性，为常染色体显性遗传，唯一的组织病理学表现是肾小球基底膜弥漫性变薄。

144. 什么是常染色体显性遗传性多囊肾？

常染色体显性遗传性多囊肾（简称多囊肾）是导致成年人肾功能衰竭最常见的遗传性疾病，发病率在 $1/500 \sim 1/4\,000$ 之间。多囊肾典型特点是双侧大量肾脏囊肿，随着年龄增长，囊肿不断扩大，压迫正常肾脏组织，导致至少 50% 尿毒症的风险。

在发达国家中，多囊肾构成了 $5\% \sim 10\%$ 的透析人群。突变的主要是 PKD_1 基因，其次是 PKD_2 基因，这两者构成了高达 90% 以上的患者。

30 岁前，多囊肾的症状相当隐匿。尽管有明显的囊性肾脏发育异常，但部分由于肾小球高滤过从而误认为肾功能还正常未受损。然而，一旦肾功能下降，就已经产生不可逆的损害了。因此，早期确诊多囊肾很重要，以便采取诸如严格控制血压、降低心血管疾病发病率等治疗措施。

多囊肾具有高度的遗传性，所有具有多囊肾基因突变的人,都会在有生之年出现超声可以检测的多个肾脏囊肿。虽然分子基因分型仍是确定诊断的金标准,但是这一检查昂贵、耗时,且不方便随时进行。因此,在年龄大于 40 岁的高危人群中,仍然应用超声筛查和诊断多囊肾。

145. 常染色体显性遗传性多囊肾如何诊断?

(1)应用超声作为一线影像学检查方法来诊断。

(2)有多囊肾家族史的危险患者的诊断标准。

①15～39 岁,至少 3 个(单侧或双侧肾脏)囊肿。

②40～59 岁,每侧肾脏至少 2 个囊肿。

③60 岁或以上,每侧肾脏至少 4 个囊肿。

(3)有多囊肾家族史的危险患者的排除标准。

①40 岁以下,无囊肿。

②40 岁或以上,两侧肾脏少于 2 个囊肿。

(4)若超声结果模棱两可,有需要绝对排除多囊肾时(肾脏捐赠者),建议进行分子分型诊断。

(5)若超声结果模棱两可,还可考虑核磁共振检查作为替代选择。钆增强是最好的选择,但不是必需的,应避免在肾小球滤过率<60 毫升/分钟/1.73 米^2 的患者中应用钆造影剂,以避免肾源性系统性纤维化的风险。

应用核磁共振检查时,囊肿总数大于 10 个诊断多囊肾,囊肿少于 5 个则排除诊断。这个诊断标准适用于所有 15 岁以上患者。

（6）没有多囊肾家族史的肾囊肿患者的诊断方法。

①在有多囊肾的父母中进行超声检查，评估是否为无症状 PKD_2 患者。

②超声检查要包括肾脏之外的其他器官病变，包括肝脏和胰腺，若发现肝脏囊肿和胰腺囊肿，有助于诊断。

③更加不典型的病例（囊肿数处于边缘值，并且肾脏没有增大），需要进行一系列的影像学检查，来追踪囊肿的生长情况，或进行基因检测明确诊断。

（7）基因检测。

①推荐基因检测诊断多囊肾的标准方法，包括 PKD_1 起始的 33 个外显子在内，进行聚合酶链反应（PCR）扩增，接着是 Sanger 测序。

②临床诊断多囊肾，而聚合酶链反应（PCR）扩增和 Sanger 测序未发现突变的患者，通过荧光定量聚合酶链反应（PCR）或自定义设计的陈列，比较基因组杂交法（CGH）进行 PKD_1 和 PKD_2 分析。

146. 常染色体显性遗传性多囊肾如何筛查？

（1）常规筛查高危人群，应用肾脏超声进行筛查，诊断和排除标准见前文。

（2）已经诊断多囊肾患者的一级、二级、三级亲属要进行筛查。

（3）年龄＜40 岁发现肾脏囊肿，但囊肿数不符合超声诊断标准的高危人群,建议在 12 个月内再次进行肾脏超声检查,并每隔 3～5 年进行一次随访。

(4)年龄≤40 岁的高危人群,正常肾脏超声不能排除多囊肾的诊断,要求每年进行一次血压测量,每 5 年进行一次肾脏超声检查(直至 40 岁)。

(5)年龄＞40 岁,并且超声结果模棱两可的高危人群,要谨慎诊断多囊肾,因为超过 40 岁,单纯年龄相关的肾囊肿发病率增加。

(6)18 岁以下有家族史的高危人群,要常规筛查,筛查内容包括测量血压和肾脏超声检查。

147. 多囊肾如何防治?

(1)临床表现:脓尿、血尿、腰痛、腹部包块、高血压、肾功能衰竭,少数患者出现肾性佝偻病。

(2)辅助检查:静脉肾盂造影可见肾体积增大,肾盂、肾盏可见受压、拉伸、移位、缺损等现象。需要与肾炎、肾积水、肾肿瘤鉴别。小儿常见的肾母细胞瘤与多囊肾在临床表现或 X 线表现上可有相同表现,有时可在同一肾脏发生,应用超声和 CT 扫描鉴别。

(3)防治要点:主要以预防和治疗感染为主,保护肾功能,手术适应证少,偶因感染做引流或并发结石可手术治疗。

148. 小儿肾脏肿瘤有什么临床表现？

小儿和成年人一样可以患肾脏肿瘤,尤其一些和遗传因素有关的肿瘤更常见。

(1)肾胚瘤:又称肾母细胞瘤。

①腹部肿块:80%～90%患者以腹部肿块就诊,肿块比较固定,不能移动。肿块大小不一,较大的可占全腹的1/3～1/2,较晚期患者肿块往往超过腹中线,将腹腔内脏推向对侧。反复扣压挤压肿瘤,可促使瘤细胞进入血流而发生远处转移,因而要特别注意。

②疼痛和消化系统症状:25%患者的第一症状是腰腿痛,多数患者未被察觉。小儿跌跤、坠落或腹部创伤时可有急腹症症状,或偶尔骤然的发作性疼痛。

③血尿:约1/3的患者有镜下血尿,约10%的患者血尿作为第一症状被引起注意而做出诊断。一般为无痛性和间歇性全血尿,量不多,有时伴血块。应做超声、静脉肾盂造影或 CT 等检查,有可能发现肾中央部小的肿瘤。

④发热:小儿可有不同程度的发热,多为间歇性,高热(39℃以上)少见。

⑤高血压:伴轻度或重度高血压的小儿患者为数不少。

⑥全身情况:食欲不振、轻度消瘦、精神萎靡、面色苍白和全身不舒适等。

(2)先天性中胚叶肾瘤:又称胎儿错构瘤,是一种少见的多发于新生儿或婴儿早期的先天性纯间叶错构瘤。首发症状为腹部肿物或血尿,多数肿瘤被膜完整,切面苍白、质韧,螺旋状排列如平滑肌瘤或纤维瘤。

(3)恶性横纹肌样瘤:又称恶性杆状细胞瘤,是一种多见于婴幼儿肾病的高度恶性肿瘤,首发症状为无症状性血尿和双肾区可触及肿块。

(4)透明细胞肉瘤:原发于肾脏,但细胞来源不明,易发生骨转移。

(5)肾癌:是 10～20 岁间最常见的肾恶性肿瘤,但在 12 岁一线仅占小儿肾肿瘤的 1％,多见于女性。90％小儿以无痛性全程血尿就诊,60％可触及腹部肿块。

(6)其他原发性肾内肿瘤:如脂肪瘤、畸胎瘤、淋巴管瘤、纤维瘤、神经节神经母细胞瘤、脂肪肉瘤等。

因此,家长在平时按摩小儿腹部时,若发现有块状物应及时去医院检查。一些肿瘤早期发现、积极治疗,可改善预后。

149. 什么是急性肾功能衰竭?

急性肾功能衰竭是由多种病因引起的肾生理功能在短时间内急剧减退、甚至丧失的临床综合征,出现体内代谢产物堆积、氮质血症、代谢性酸中毒和水、电解质紊乱等症状。尿量显著减少或无尿是急性肾功能衰竭的突出临床表现,但部分患者尿量可不减少,被称为非少尿性急性肾功能衰竭。

150. 急性肾功能衰竭的病因是什么？

急性肾功能衰竭的病因，因年龄不同而有明显差异。

（1）新生儿期：缺氧、感染、溶血、出血。

（2）婴儿期：严重脱水、感染、先天性畸形。

（3）儿童：各型肾炎、休克。

（4）成年人：失血、心力衰竭、肾脏疾病、肾后梗阻。

急性肾功能衰竭按起始部位分为急性肾前性、肾性和肾后性肾功能衰竭。

（1）急性肾前性肾功能衰竭：是一种功能性肾功能衰竭，任何病因引起有效循环血量降低，使肾血流量不足、肾小球滤过率下降所致。若迅速去除病因则肾灌注改善，肾功能恢复正常，若肾低灌注持续存在，则可发展为急性肾性肾功能衰竭。多见于细胞外液丢失（如呕吐、失血）致有效循环血量不足；或休克、严重心力衰竭时心排血量减少。

（2）急性肾性肾功能衰竭：是指各种肾实质病变所致的肾功能衰竭，或由于急性肾前性肾功能衰竭未及时去除病因，病情进一步发展所致。多见于急性肾小管坏死、急性肾小球肾炎、溶血尿毒综合征、急性间质性肾炎、肾血管病变（血管炎、血管栓塞和弥漫性血管内凝血），以及慢性肾脏疾病在某些诱因刺激下肾功能急剧减退。

（3）急性肾后性肾功能衰竭：多见于各种病因所致的泌尿道梗阻引起的急性肾功能衰竭，如后尿道瓣膜、结石、肿瘤压迫、血块堵塞、神经性膀胱、前列腺增生等。

151. 急性肾功能衰竭有什么临床表现?

急性肾功能衰竭临床经过可分为三期,临床表现如下:

(1)少尿期:若24小时尿量小于400毫升,认为是少尿;若24小时尿量小于100毫升,则认为是无尿。

①氮质血症:表现为嗜睡、烦躁、意识障碍、抽搐、食欲不振、恶心呕吐、贫血、出血等。

②水钠潴留:表现为体重增加、水肿、高血压、肺水肿、脑水肿等。

③电解质紊乱:表现为高钾血症、低钠血症、高磷血症、低钙血症、低钾血症等。

④代谢性酸中毒:表现为恶心、呕吐、食欲不振、疲乏无力、呼气有烂苹果味等。

⑤循环系统、神经系统、呼吸系统和血液系统等多系统受累表现。

一般持续1~2周,也可达6~8周,持续时间越长,肾损害越重。持续少尿大于15天,或无尿大于10天,预后不良。

(2)多尿期:经过少尿期后,尿量逐渐或阶段性或急剧性增多,24小时尿量大于3 000毫升。水肿有所减轻,但氮质血症未消失,甚至可能继续轻度升高,一般持续1~2周。

大量排尿通常说明两个问题:一方面肾功能开始好转,将体内积聚的水排出;另一方面表明新生的肾小管功能不成熟,浓缩功能不完善。

此期因大量排尿,可出现脱水、低钠血症和低钾血症。

（3）恢复期：氮质血症基本恢复，贫血改善，肾小球功能恢复较快，而肾小管浓缩功能恢复较慢，需要数月。少数患者遗留不可逆性肾功能损害。

152. 急性肾功能衰竭如何治疗和护理?

急性肾功能衰竭属于危重症，一旦确诊应积极治疗，包括去除病因、积极治疗原发病、及时纠正低血压和低血容量；中毒患者尽早应用解毒剂或进行血液透析、减轻症状、改善肾功能、防止并发症的发生。

（1）少尿期治疗

①早期应用利尿剂

利尿剂可增加尿量和肾小球滤过率，改善急性肾功能衰竭的预后，但大剂量应用呋塞米有肾脏损害。

②限制摄入液量

坚持"量出为入"的原则，防止补液过多引起心力衰竭、肺水肿、脑水肿等，故少尿期应限制摄入液量，每天摄入液量和排出液量要相等。每天摄入液量具体的计算方法：昨天尿量＋显性失水（呕吐、大便、引流量）＋不显性失水－内生水。不显性失水大致为：婴儿 20 毫升/千克/天、幼儿 15 毫升/千克/天、儿童 10 毫升/千克/天，体温每升高 1 摄氏度增加液量 75 毫升/米^2/天。内生水为 100 毫升/米^2/天。

③供给足够热量、限制蛋白质摄入

供给足够热量、限制蛋白质摄入，减少糖原异生饥饿性酮症酸中毒，减少内源性尿素氮的生成和细胞内钾的释放。

④纠正电解质紊乱与酸中毒

低钠血症:首先区别是稀释性低钠血症还是缺钠性低钠血症。在少尿期由于细胞外液增加,大多数为稀释性低钠血症,临床常无症状,只需严格限制液体入量即可纠正。但血钠<120毫摩尔/升,并伴低钠综合征时,静脉滴注3%氯化钠注射液提高血钠。

高钾血症:血钾>6毫摩尔/升时,密切观察,积极做好透析准备;血钾>7毫摩尔/升或产生严重症状时,应采用紧急措施,将血钾控制在<6毫摩尔/升。

高钾血症预防办法:供给足够的热量、控制感染和酸中毒、彻底清除创伤中坏死组织、避免高钾饮食、避免应用含钾药物。

高钾血症紧急处理:10%葡萄糖酸钙注射液,静脉推注;碱化细胞外液,5%碳酸氢钠注射液,静脉滴注;静脉推注葡萄糖和胰岛素;阳离子交换树脂口服或灌肠;透析治疗。

低钙血症:神经系统过度兴奋和皮肤感觉异常时,可用碱性药物纠正酸中毒,减轻症状。一旦出现抽搐,立即静脉推注10%葡萄糖注射液,若症状不缓解可在短期内重复2~3次。

代谢性酸中毒:轻度酸中毒不用碱性药,严重酸中毒酌情应用碳酸氢钠或乳酸钠注射液。纠正酸中毒时注意防治低钙性抽搐。

对症处理:如控制高血压、防止感染。

透析治疗:凡上述治疗无效患者,均应尽早进行透析治疗。

透析指征：严重水潴留，有肺水肿、脑水肿倾向；血钾≥6.5毫摩尔/升或心电图有高血钾表现；严重酸中毒，血HCO_3^-＜11.2毫摩尔/升或动脉血 pH＜7.2；高分解状态，血尿素氮≥28.6毫摩尔/升，血肌酐≥707.2微摩尔/升。

透析方法：包括腹膜透析、血液透析和连续动静脉滤过透析三种。小儿尤其是婴幼儿以腹膜透析为常用。

（2）多尿期治疗

多尿期肾功能尚未恢复，还可出现低钾血症和低钠血症等电解质紊乱；注意监测尿量、血压和血生化改变，及时纠正脱水和电解质紊乱；但血肌酐接近正常水平时，应增加饮食中蛋白质的摄入，注意预防感染。

（3）恢复期治疗

肾功能日趋恢复正常，少数患者可遗留不可逆性肾功能损害，注意休息、加强营养、预防感染。

（4）护理要点

①观察病情

少尿期观察：严密观察病情变化，监测水、电解质平衡，按病情做好各种护理记录，注意监测每天液体摄入量。

多尿期观察：注意观察血钾、血钠、血压的变化，注意尿量变化。

恢复期观察：观察用药不良反应，定期复查肾功能。

②对症护理

少尿期护理：严格限制液体摄入量，以防水中毒，按医嘱准确摄入液体；适当补充营养，原则上应是低钾、低钠、高热量、高维生素和适量蛋白质。

多尿期护理：供给足够热量和维生素,蛋白质可逐天加量,以保证组织的需要,给予含钾多的食物。

恢复期护理：给予高热量、高蛋白食物。

③一般护理

少尿期护理：绝对卧床休息,注意肢体功能锻炼;预防感染,做好口腔和皮肤护理,一切处置要严格执行无菌操作原则,以防感染;若进行腹膜透析或血液透析治疗,按腹膜透析、血液透析护理常规。

多尿期护理：多饮水或按医嘱及时补液和补充钾、钠等,防止脱水、低钾和低钠血症的发生;以安静卧床休息为主。

恢复期护理：控制和预防感染,注意清洁和护理。

153. 什么是急性肾小管坏死?

低血压或低血容量可引起急性肾小管坏死。根据肾小管坏死病因不同,可分为急性缺血性肾小管坏死和急性中毒性肾小管坏死。

(1)急性缺血性肾小管坏死：各种病因所致肾血流量减少,如低血压、低血容量均可引起机体儿茶酚胺分泌增加,外周血管收缩、阻力增大,使肾有效灌注压降低,从而导致急性缺血性肾小管坏死。

(2)急性中毒性肾小管坏死：由各种毒性物质损害所引起的急性中毒性肾小管坏死。这种损害,既可以是有毒物质直接对肾小管损害,也可是引起休克所导致的缺血性损害。根据不同的毒性物质,急性中毒性肾小管坏死有以下几种类型：①药物引起肾小管损害。②环孢素中毒。③重金属引起肾小管损害。④造影剂引起肾小管损害。⑤其他中毒：如放射性核素、身体代谢产物、四氯化碳、高渗性液体、非甾类抗炎药、蛇毒、农药等，均可引起肾小管损害。

154. 什么是慢性肾脏病？

以往慢性肾脏病名称较为混乱，如慢性肾炎、慢性肾脏损害、慢性肾功能衰竭等。因此，2002 年美国肾脏病基金会正式提出了慢性肾脏病的定义。

（1）肾脏损害≥3 个月，有或无肾小球滤过率降低。肾脏损害表现为下列之一：①肾脏形态和（或）病理异常。②具备肾脏损害的指标，包括血、尿成分异常或肾脏影像学检查异常。

（2）肾脏损害≥3 个月，肾小球滤过率＜60 毫升/分钟/1.73 米^2，有或无肾脏损害表现。

155. 慢性肾脏病如何分期？

慢性肾脏病根据肾功能损害程度（肾小球滤过率）进行分期。

（1）Ⅰ期：肾功能正常，肾小球滤过率≥90 毫升/分钟/1.73 米^2，诊断并治疗相关肾脏疾病和（或）其他疾病，延缓慢性肾脏病的发展速度。

（2）Ⅱ期：肾功能轻度损害，肾小球滤过率 60～89 毫升/

分钟/1.73 米²,评价慢性肾脏病的发展状况,治疗肾脏疾病。

（3）Ⅲ期:肾功能中度损害,肾小球滤过率 30～59 毫升/分钟/1.73 米²,评估并治疗并发症。

（4）Ⅳ期:肾功能重度损害,肾小球滤过率 15～29 毫升/分钟/1.73 米²,治疗并发症,为透析或肾移植作准备。

（5）Ⅴ期:尿毒症,肾小球滤过率＜15 毫升/分钟/1.73 米²,进行透析或肾移植。

多数慢性肾脏病都不易逆转,内科治疗目标是:

①减慢疾病进程。

②治疗潜在病因和诱因。

③缓解症状并治疗并发症。

④降低心脑血管疾病风险。

⑤延迟透析或肾移植。

156. 慢性肾脏病有什么临床表现?

（1）早期症状不明显,表现为轻度水肿（颜面和上眼睑）、面色略苍白、疲乏无力、食欲不振、头晕等。

（2）常因上呼吸道感染、肠炎等使病情加重或呈急性发作,表现为水肿、全身症状加重、氮质血症、严重酸中毒或电解质紊乱、高血压,甚至出现高血压脑病和心力衰竭,发作间歇期可无症状或仅有轻微症状。

（3）持续性高血压、轻度水肿、贫血等为基本症状。

（4）若迁延至晚期可出现肾功能衰竭,表现为高血压、进行性贫血、全身虚弱、头晕、头痛、视力障碍、恶心、呕吐、腹泻、出血倾向等氮质血症、尿毒症和酸中毒症状。

（5）阶段性表现为肾脏病症状，全身水肿、尿量减少、血压不高或略增高，个别患者起病时即表现为明显的肾脏病症状。

（6）眼底渗出性炎变、出血，视神经盘水肿和眼底动脉痉挛纤曲等改变。

157. 慢性肾脏病如何一体化治疗？

慢性肾脏病是尿毒症的高危因素，慢性肾脏病实施一体化治疗，目标是减缓、控制肾功能进行性减退，预防心血管疾病、代谢性疾病等严重并发症的发生。

（1）延缓肾功能减退

①减少蛋白尿。

②控制血压。

③纠正贫血。

④低蛋白饮食。慢性肾脏病Ⅰ～Ⅱ期可正常蛋白饮食，蛋白摄入量 1 克/千克/天，以优质蛋白为主。慢性肾脏病Ⅲ～Ⅴ期（Ⅴ期未透析），要求蛋白摄入量 0.6～0.8 克/千克/天，优质低蛋白饮食。若高蛋白饮食，摄入量大于 1.2 克/千克/天，会促进肾功能减退。

⑤去除感染、劳累等诱因。

（2）应用肾素-血管紧张素阻断剂控制血压

肾素-血管紧张素阻断剂可降血压，还有减少蛋白尿、改善肾脏血流、保护肾功能等功效。慢性肾脏病首选这类降压

药物,但应用过程中要注意一些问题:

①慢性肾脏病Ⅱ期以上患者应用此类药物,可出现血肌酐上升,要重复检测肾功能变化情况。若上升值超过基础值的50%,建议停药;若上升值超过基础值的30%~50%,建议减量;若上升值小于基础值的30%,继续应用,密切监测。

②慢性肾脏病Ⅳ期以上患者应用此类药物,可出现高钾血症,要检测血钾。若出现高钾血症,可应用排钾利尿剂治疗,若无效,建议停药。若单用肾素-血管紧张素阻断剂降血压效果不佳,可联合应用利尿剂、钙离子拮抗剂和β受体阻滞剂。

(3)预防心血管疾病

①保持体内不要积聚过多水,尤其对于透析患者,要保持稳定的"干体重"。

②定期做心脏相关检查,检测心功能变化情况,包括心电图、心脏超声、心脏生化指标。

③对于有缺血性心肌病的患者,要及早确诊、积极治疗。

(4)治疗肾性贫血

慢性肾脏病Ⅲ期后贫血开始出现,并且随着肾小球滤过率下降而逐渐加重,到慢性肾脏病Ⅴ期贫血普遍存在。

贫血评估指标:血红蛋白、红细胞压积、网织红细胞计数,以及血清铁、铁蛋白、总铁蛋白结合率、转铁蛋白饱和度。

贫血治疗目标:血红蛋白维持在110~130克/升之间。

贫血治疗:①促红细胞生成素。②造血原料:如铁剂、叶酸和维生素 B_{12} 等。

(5)防治矿物质和骨代谢异常

矿物质和骨代谢异常是指钙、磷、甲状旁腺激素或维生素 D 代谢异常,骨转移、骨矿化、骨容积、骨线性生长或骨强度异常,血管或其他软组织钙化。

防治矿物质和骨代谢异常,主要是维持正常钙、磷代谢和甲状旁腺激素水平。

(6)营养指导和治疗

158. 慢性肾脏病饮食有什么要求?

(1)低盐饮食:这是所有慢性肾脏病患者都需要遵守的一条。慢性肾脏病患者一天食用盐大概在 3 克左右,不要超过 6 克。有人会担心这么点儿盐会不够,其实我们身体一天需要 2 克盐就差不多了。

(2)优质低蛋白饮食:首先搞清楚什么是优质蛋白,什么是非优质蛋白。优质蛋白指的是肉、蛋、奶、大豆等,这些富含身体吸收好的蛋白质的食物;非优质蛋白主要是主食、蔬菜、水果等,这些富含植物蛋白的食物。

对于慢性肾脏病Ⅰ～Ⅱ期患者,没有特别严格的低蛋白饮食要求,但也需要补充高蛋白和食用优质蛋白占多数的食物。

对于慢性肾脏病Ⅲ～Ⅳ期患者,以及Ⅴ期未透析患者,为尽量满足身体需要,并且同时减少肾脏负担,延缓肾功能减退,优质低蛋白要求很严格,根据不同分期,通常总蛋白要控制在 0.6～0.8 克/千克/天。例如,一个 50 千克的人,一天总共能吃 30～40 克蛋白质,优质蛋白要占其中的 60%以上。

对于Ⅴ期已透析患者,需要优质且充足蛋白饮食。

控制蛋白总量和按比例分配,对慢性肾脏病患者是非常非常关键的一条,也是最烦琐、最难理解的一条。不同的肾功能有不同的要求。怎么做,做得好不好,都关系到肾功能减退的速度。

(3)充足热量饮食:在提倡优质低蛋白后,切不可忘记的是每天要保证充足热量。没有热量做后盾,蛋白质比例搭配再好,也不能更好地吸收和利用。

热量从哪里来?主要从主食中来,比如米饭、面条、馒头、大饼等。也就是说,慢性肾脏病患者主食一定要多吃,吃得饱饱的!但是主食吃多了,蛋白质就不能很好控制了,因为主食中也含蛋白质,而且还是非优质蛋白质。热量是足够了,一天的蛋白质又超标了,怎么办呢?

对于严格要求低蛋白饮食的慢性肾脏病Ⅲ～Ⅴ期患者,可以用麦淀粉、藕粉、低蛋白大米代替普通主食。和普通主食相比,这些主食去除了蛋白质,吃多了,也不用担心蛋白质超标。

(4)低嘌呤饮食:嘌呤可能大家不懂,但是说到尿酸,大家应该都明白了,嘌呤会在体内代谢后形成尿酸。低嘌呤饮食主要针对尿酸高的慢性肾脏病患者。

避免吃富含嘌呤食物,包括动物内脏、酒、饮料、海鲜等,少吃红肉、豆芽,多吃低脂奶制品、蔬菜。

(5)低钾饮食:低钾饮食主要针对高血钾患者,慢性肾脏病Ⅳ期及以上，较容易合并高血钾。哪些食物含钾高呢？

主食：土豆、玉米面。

水果：大多数水果都含钾高，尤其是香蕉、橘子、葡萄、枣、杏等。

蔬菜：菠菜、藕、大葱、鲜蘑菇、山药含钾高，干香菇、木耳、海带、紫菜含钾非常高。

还有大多数中药含钾很高。

（6）低磷饮食：慢性肾脏病Ⅲ期及以上，较容易合并高血磷，低磷饮食主要针对高血磷患者。哪些食物含磷高呢？

动物内脏，全麦类如麦片、八宝饭、糙米、薏仁等，乳制品如鲜奶、奶酪等，蔬菜如香菇、金针菇等，其他食物包括巧克力、咖啡、奶茶、冰淇淋、鱼子酱、坚果等。

有的患者还要应用药物控制血磷，但即使应用药物，也要配合饮食控制。

159. 慢性肾脏病控盐小秘诀是什么？

慢性肾脏病患者要求一天食用 3 克盐，不要超过 6 克。如果尿钠排泄 100 毫摩尔/升以下，表示盐控制是真的好！吃惯了高盐，想少吃点盐真的是很难，介绍一些控盐的小秘诀。

（1）不吃盐腌制食物

腌制食物含盐量非常高，尽量少吃或不吃。

（2）选用新鲜食物和配料

多吃新鲜食物，这样味道鲜美，即使盐少也不会觉得难吃。另外,选择葱姜蒜等新鲜配料进行调味,菜准备出锅时再放盐。

（3）一些菜含盐,炒这些菜可少放或不放盐

很多菜本身就含盐,比如芹菜,凉拌芹菜就不要放盐了。

（4）调味品含盐

1克盐＝5克味精＝5毫升酱油＝10克鸡精＝1小块酱豆腐＝7克干酱

酱油、鸡精、味精都含盐,还是之前说的,尽量选择新鲜配料调味,少放酱油、鸡精这些调味品。

160. 慢性肾脏病如何低蛋白饮食？

低蛋白饮食是指摄入蛋白低于0.8～1.0克/千克/天,一般定义为摄入蛋白0.6克/千克/天。极低蛋白饮食指摄入蛋白低于0.4克/千克/天。换算一下,以一个60千克的人来说,当需要低蛋白饮食时,每天需要总的蛋白60乘以0.6,就是36克;然后优质要占60%,那就是36克乘以0.6,等于21.6克优质蛋白。

优质蛋白也就是肉蛋奶的蛋白含量,1两瘦肉（生肉）、1个鸡蛋、1袋250毫升牛奶,蛋白含量都是7克。其他食物,如1两主食（没熟的米或面）蛋白含量是4克,半斤蔬菜蛋白含量是1克,花生油等油脂类、红薯粉等淀粉类食物不含蛋白。

饮食搭配:早餐1袋奶,还可再来点馒头和面包;中餐2两饭,2两肉,半斤蔬菜;晚餐1个蛋,半两饭,1个水果。这

样优质蛋白量就够了,但注意这样算的热量还不太够,需要额外再补充一些不含蛋白的淀粉类食物。

低蛋白饮食有助于延缓慢性肾脏病的恶化,但确实比较难做到,而且不是所有患者都适合,这需要结合考虑血蛋白水平、排出蛋白水平等。若担心营养不够,可以咨询营养科医生,进行饮食调节。

161. 什么是慢性肾功能衰竭?

慢性肾功能衰竭是指多种先天性或后天获得性疾病引起的肾功能慢性持续减退,正常需由肾排除的代谢废物潴留体内,引起水、电解质紊乱和酸碱失衡,致使全身多系统器官受累的临床综合征。

162. 慢性肾功能衰竭有什么临床表现?

(1)全身呈非特异症状,如疲乏无力、食欲不振、皮肤苍白、皮肤干痒、生长停滞、多尿、夜尿增多等。

(2)消化系统可有恶心、呕吐、腹痛、腹泻、胃食管反流、胃肠动力改变等表现。

(3)血液系统可有贫血、出血倾向、高脂血症、氮质血症等表现。

(4)心血管系统可有高血压、心功能不全、心包炎等表现。

(5)神经系统可有疲乏无力、头痛、神经肌肉应激性增强、感觉异常、抽搐、昏迷等表现。

（6）水、电解质紊乱和酸碱失衡可有水肿、钾代谢异常、低钙血症、高磷血症、酸中毒等表现。

（7）生长发育期小儿还有肾性骨病等表现。

163. 慢性肾功能衰竭如何诊断？

根据长期慢性肾脏病史，临床显示有生长发育迟缓或停滞、疲乏无力、食欲不振、恶心、呕吐、多尿、夜尿、高血压、贫血、出血倾向，化验尿比重低、固定于 1.010 左右，尿常规呈轻度异常，血生化呈氮质血症、代谢性酸中毒，即可做出临床诊断。

164. 慢性肾功能衰竭饮食有什么宜忌？

对于慢性肾功能衰竭患者来说，如何吃得好又吃得健康呢？主要应注意以下几个方面：

（1）限制盐：肾脏疾病的发生、发展与盐摄入量有关，通常医生会建议限制盐。国际上推荐每天吃小于 6 克盐，一般正常饮食中含盐约 3 克，只需要再加入含盐 3 克的调味品。除盐外还需要控制味精、咸菜、酱油、酱等含盐高的调味品和食物，如罐头食品和冷藏食品，加工肉类如火腿、腊肉、熏肠、烧鸡等。限制盐会影响食物口感，从而使患者感觉食而无味，进而影响食欲和营养。用新鲜的或干的带香味的菜和香料替代盐，可增加食物的美味，如葱、姜、蒜、醋等。

(2)限制水：少尿、水肿严重等情况要限制水，做到排多少喝多少。一般情况下，在慢性肾功能衰竭早期不需要限制水，若肾功能减退而出现少尿、无尿或心力衰竭，应限制水摄入（前一天尿量＋500毫升），这里水是指食物、水果、饮料、输液等所有进入身体的水。盐摄入量与水摄入量是相伴随的，限制水摄入量必须少吃盐。需要再次强调的是，很多人不了解食物中还含有大量水，如一个2两的馒头含50毫升水。

(3)低钾饮食：钾是帮助肌肉和心脏工作的重要矿物质，血钾太高、太低都有危险。血钾高时避免食用绿叶蔬菜（如菠菜、空心菜、莴苣、花菜）、竹笋、菇类、紫菜、海带、胡萝卜、马铃薯、香蕉、番茄、石榴、枣、橘子、柳丁、枇杷、杧果、柿子、香瓜、葡萄、草莓等，建议食用时每次以一种水果为主。其他如咖啡、浓茶、鸡精、牛精、人参精、浓肉汤、薄盐酱油、无盐酱油、半盐、代盐等钾含量也很高。烹调时，食物先以滚水烫过后再用油炒，可减少钾的摄入。低钾蔬菜水果如洋葱、南瓜、西葫芦、冬瓜、茄子、苹果、鸭梨、京白梨、红肖梨、菠萝、凤梨、木瓜、柠檬等，也不宜大量食用，少尿、无尿患者补钾要慎重。

(4)低磷饮食：慢性肾功能衰竭，尿排磷减少而使血磷增高。高磷血症可导致继发性甲状旁腺功能亢进、肾性骨病、软组织钙化等，表现出骨脆易折、皮肤瘙痒难忍等症状。食物含磷过高是造成高磷血症的病因之一，要不吃或少吃含磷高的食物，并且餐中嚼服磷结合剂。含磷高的食物有糙米、胚芽米、全麦面包、黑色饮料、啤酒、茶叶、动物内脏、核果（花生、腰果、核桃）、酱类（芝麻酱、花生酱）、巧克力、蛋黄、牛奶、奶制品、菇类、虾米、虾皮等。相对含磷少的食物如新鲜蔬菜、新鲜水果、湿海带、鸡肉、鸡蛋清、马铃薯、山药、芋头、红薯等。

(5)适当补钙,保持钙磷平衡:钙是构成骨骼的重要矿物质,保持钙磷平衡可预防骨钙丢失,含钙高的食物通常含磷也较高,可限制含磷高的食物摄入和服用磷结合剂。在医生指导下应用钙剂、维生素 D 等。

(6)蛋白质和热量摄入:低蛋白饮食可延缓肾功能衰竭。低蛋白饮食是一种限制饮食中蛋白质,补充或不补充酮酸或必需氨基酸,同时保证足够热量摄入的饮食治疗方法。对于慢性肾功能衰竭患者的蛋白质-热量营养不良,需要在充分透析的基础上给予积极的营养治疗,包括口服 α-酮酸、口服或静脉补充营养剂等。总之,既要坚持个体化的灵活原则,又要防止发生营养不良,同时做好营养状态评估。

(7)补充维生素和矿物质:控制饮食,对于慢性肾功能衰竭是一种基本的治疗方式。良好的饮食管理可延缓慢性肾功能衰竭的恶化和延迟进行透析的时间,提高患者的生活质量和延长预期寿命。

可能有人看了上面的内容会有一种感觉,就是什么都不让吃,可吃、能吃的东西太少。因此,需要说明一下:①当残余肾功能还良好的情况下,没有暴饮暴食,高钾血症、高磷血症很难同时出现。所以,保护好残余肾功能是必须注意的。②每项里面有不能吃的食物,相应的也会有很多可吃的食物,可与营养师沟通,制定合理且心仪的食谱。

165. 导致肾功能衰竭的因素有哪些？

（1）蛋白尿控制情况：平均蛋白尿水平是预测肾脏疾病恶化的重要危险因素。蛋白尿程度越重，肾功能衰竭风险越大。并且，治疗过程中平均蛋白尿水平，比起始蛋白尿水平跟肾脏疾病预后有更强的相关性。比如对于 IgA 肾病来说，能持续把尿蛋白控制在 0.5 克以下，那么肾功能衰竭的风险大大降低。

（2）血压控制情况：一方面随着肾功能逐步衰竭，会出现血压升高；另一方面，高血压可加速肾功能衰竭。血压控制在 17.33/10.67 千帕以下算达标，而我国慢性肾脏病血压达标患者不足 10%。

（3）起始肾功能水平：肾脏疾病很重要的一点是早期防治，肾功能的基线水平很大程度会影响到治疗效果，起始肾功能水平也是影响预后的一个重要因素。

（4）贫血：血红蛋白低于 105 克/升，是发生终末期肾功能衰竭的重要危险因素。无论分期和病因，所有肾脏疾病患者都应常规进行血红蛋白检测，血红蛋白应维持在 110～130 克/升之间。

（5）高蛋白、高盐饮食：生活方式在肾功能衰竭方面起着重要作用，高蛋白、高盐的饮食习惯可加快肾功能衰竭的进程。

（6）感染、劳累：感染和劳累可加快肾功能衰竭的进程。因此，要避免感染和过度劳累（适当锻炼不增加风险）。若出现感染,及时找到感染灶,进行针对性治疗,特别要注意口腔、肛周、耳鼻喉等隐匿性感染。

(7)治疗依从性:治疗依从性与肾功能衰竭密切相关,依从性差的患者往往预后也不佳。

166. 如何预防肾功能衰竭？

(1)定期随访,配合医生管理好相关指标。

(2)避免应用肾脏损害药物,不要自行乱用药。肾脏疾病患者对药物性损害的敏感程度比普通人更高,切记不能病急乱投医。

(3)合理搭配饮食,保持健康的膳食习惯。

(4)规律作息,避免过度劳累,减少感染次数。

(5)保持良好心情。大部分慢性肾脏疾病患者,也许伴随终生尿检异常,但不会发展到终末期肾功能衰竭。事实上,最后发展到尿毒症的患者只有少数,过重的心理负担不利于肾脏疾病康复。

167. 肾脏疾病患者如何生活？

肾脏疾病确实会影响患者生活的很多方面,使患者面临各种挑战,但也不是无计可施。

(1)工作问题:除非患有严重肾脏疾病或需要接受透析,否则,肾脏疾病基本不影响患者工作;对于透析患者,可调整工作时间或转为兼职来适应透析治疗。

（2）性与生育：如果患有轻度或中度肾脏疾病，病情或相应治疗都不会影响性生活，也不会影响生育。肾功能衰竭患者可能会出现性方面的问题，生育也会更加困难。出现性方面的问题后，不论男女，都应积极寻求专业帮助，像丧失性欲、勃起困难等问题是可以治疗的。若女性患者有生育计划，请尽早告诉医生，在医生的帮助下实现这一计划。

（3）治疗时间：轻度肾脏疾病或肾移植后，治疗不会占很长时间，只要定期复查就可以了。若因肾功能衰竭进行透析治疗，会花费不少时间。失去时间、失去自由、凭空多了很多限制，都是让透析患者最头痛的问题。应对这些问题的关键就是积极面对治疗，同时充分利用透析治疗时间，进行阅读或做些特殊的健身运动，腹膜透析间期恢复正常工作和活动。

168. 肾脏疾病患者如何运动？

很多肾脏疾病患者害怕运动，怕把握不好运动的度，结果越不运动体质越差，体质越差越不运动，形成恶性循环。那么，运动的度到底如何把握？

（1）自己感觉最重要：运动过程中，不觉得这项运动难以坚持，自己能够胜任，并且运动后身心很快活，那么，这样的运动项目和运动量就是合适的。

（2）观察尿蛋白、肾功能变化：坚持运动一段时间后，在医院复查化验，尿蛋白、肾功能都很稳定，那么也能坚定继续运动的决心。

不管选择温和的运动方式,如步行、打太极、练瑜伽,还是选择相对激烈的运动方式,如跑步、游泳、打羽毛球、打篮球,都要遵循以上两点原则。

169. 如何把握透析时机?

决定什么时候透析,一般是基于尿毒症相关症状、肾功能(也就是肾小球滤过率)状况和肾功能减退速度来综合决定。

(1)什么是尿毒症相关症状?

①持续不能缓解的水肿、腹水、胸水等。

②极度劳累、疲乏无力。

③食欲不振、口中金属味、恶心、呕吐。

④无法纠正的化验检查异常,如贫血、酸中毒、高血钾、高血磷等。

(2)透析时机如何把握?

①肾小球滤过率＞15 毫升/分钟/1.73 米^2,即使出现尿毒症相关症状,也不建议进行透析治疗,可通过保守治疗缓解症状。

②没有症状,肾小球滤过率 5～15 毫升/分钟/1.73 米^2,建议每个月随访 1 次,可不进行透析治疗,但应警惕尿毒症相关急性并发症,如高钾血症等。

③肾小球滤过率 5～15 毫升/分钟/1.73 米^2,合并尿毒症相关症状,建议先保守治疗,若无效则进行透析治疗。

④合并尿毒症相关的胸膜炎、心包炎和尿毒症脑病,应

立即进行透析治疗。

⑤肾小球滤过率＜5～15 毫升/分钟/1.73 米^2,建议进行透析治疗。

170. 血液透析有哪些常识？

(1)什么是血液透析？

肾脏就好比一个污水处理系统,可把血液中的有毒物质和废物滤出,把身体所需要的营养物质再重吸收。当肾脏不能工作时,应进行血液透析来代替肾脏。

血液透析是通过一种特殊滤过器净化血液,这个滤过器中有数以万计的中空纤维,这些纤维和头发一样纤细,上面遍布着数以百万计的小孔。

在血液透析过程中,血液从滤过器的纤维中穿过,血细胞和蛋白质这些身体所需的营养物质,因体积相对较大无法通过小孔,重新返回体内,而代谢产物和多余的水就会顺小孔流出,进入随后会被丢掉的透析液中。也就是说,这个滤过器可以把废物和营养物质分开,替代肾脏把废物过滤出去。

(2)血管通路有哪些类型？

长期血液透析需要血管通路,通过血管通路,血液流出体外进行净化,再通过血管通路流回体内。血管通路有三种主要类型:

动静脉内瘘:通过手术将一条动脉与一条静脉相连接。动静脉内瘘通常会被安置在手臂内,这是最好的血管通路类型,因为它更为持久,而且不易出现凝块或感染。

人造血管:通过手术用一条人造血管将一条动脉与一条静脉相连接。人造血管可安置在手臂内,也可安置在腿内。

静脉留置导管:通过手术将一条 Y 形塑料管放入颈或腹股沟的大静脉内。包括临时导管和半永久导管。

(3)血液透析感受如何?

血液透析感受如何,很大程度上取决于必须移除的体液量。正常来说,血液透析本身是无痛的。但是,如果需要移除的体液量很大,那么患者可能出现痉挛、头痛、头晕、恶心、气短或其他一些问题。这也是为什么一定要限制水和盐摄入量的原因。

很多患者比较怕扎针,经过一段时间,有些患者可适应。但有些患者会要求应用皮肤麻醉剂来"冻住"皮肤,如利多卡因。此外,还有些患者发现自己扎针会不太疼。

(4)血液透析时间、频率多少合适?

血液透析一般每周 3 次,每次 3～4 小时。

(5)血液透析有什么优点与缺点?

优点:每周有 4 天不用想、也不用进行血液透析。缺点:有非常严格的饮食限制,需要专程去透析治疗中心,需要等待床位,而且每周接受治疗需要花费很长时间。

优点:治疗有受过训练的护士和技术人员进行操作。缺点:护士和技术人员要同时照顾多名患者。

优点:每周 3 天不得不挤出时间,用来玩手机、阅读、学习、学外语、深度思考或是做任何想做的安静的活动。缺点:必须在透析治疗中心做这些事。床位可能并不舒服,房间也可能很冷或很热,不能吃喝,也不能有人来探视,很难来一场说走就走的旅行。

优点:可与其他患者聊天,一起打发时间。血液透析时间有时是可以调整的,这样可不影响工作。缺点:血液透析时间安排可能与生活或工作安排相冲突。

优点:能够快速且准确地清除有毒物质和废物。缺点:每周进行3次有毒物质和废物的清除,可能会有几天感觉好,有几天感觉不好。有些患者在血液透析后会觉得很累,必须休息几个小时。

缺点:对于有心脑血管疾病的患者,易出现心脑血管并发症。

171. 血液透析有什么并发症?

(1)失衡综合征:是血液透析最为常见的一种急性并发症。轻者仅有头痛、嗜睡、烦躁、肌肉颤动、恶心、呕吐、视力模糊、血压升高;重者出现肌肉阵挛、震颤、定向丧失、嗜睡、抽搐、昏迷,甚至死亡。

常见病因是在开始血液透析的诱导期尿素氮水平较高,血液透析间隔时间太长,使用大面积、高效能血液透析器。

一旦出现失衡综合征,轻者应用高渗葡萄糖水静脉滴注,重者应用甘露醇(1克/千克)静脉滴注,可在血液透析第1小时给予1/3,其余平均静脉滴注。为防止失衡综合征发生,可缩短首次血液透析时间、不用低钠透析液、超滤脱水不可过多过快。若病情危重、症状顽固,可改为血液滤过。若出现癫痫样发作,可应用地西泮静脉推注。若出现严重失衡综合征,应停止血液透析,及时抢救。

(2)低血压:常见病因是血液透析器高超滤率、高容量与总血容量不成比例,其他病因有血容量不足、长期应用低钠透析液或醋酸盐透析液、超滤过多过快、心脏代偿能力下降、自主神经功能失调等。前驱症状表现为头晕、眼花、烦躁不安、心悸、胸闷、冷汗、恶心、呕吐、神情淡漠,甚至发生意识障碍等,少数可无前驱症状而突然血压下降,甚至血压测不到。

发现有前驱症状时,应去枕平卧,减慢血流量。在测量血压的同时,迅速补充等渗盐水,轻者可迅速纠正。必要时,可应用低分子右旋糖酐、碳酸氢钠、甘露醇。少数情况下,若经上述处理低血压仍未纠正,可应用血管活性药物(如间羟胺、多巴胺)升高血压。诱导血液透析易出现低血压,纠正贫血和低蛋白血症,血液透析时少超滤,对低血压有预防作用。用高钠(145~150毫摩尔/升)透析液可预防低血压发生,应在血液透析结束前1小时改为正常钠浓度。

(3)发热:血液透析开始后不久出现畏寒、寒战、高热,常见病因是血液透析管道残留纤维蛋白未冲洗干净、血液透析器或管道消毒不彻底和细菌产生内毒素等。所以,做好消毒清洗工作是最有效的预防措施。

立即肌内注射异丙嗪、静脉推注地塞米松等,争取继续血液透析,严重时应停止血液透析。血液透析1~2小时出现发热,则可能是血液透析器或管道消毒剂冲洗不干净、透析液温度过高或动静脉穿刺部位感染所致。

(4)肌肉痉挛:常见病因是血液透析时低血压、超滤过多过快和低钠透析液。表现为小腿肌、足部肌、上肢肌、背部肌等疼痛剧烈。治疗以扩容为主,可应用等渗盐水或高渗葡萄糖。

(5)空气栓塞:是一种引起死亡的严重并发症,抢救成功率低,应以预防为主。

(6)透析器首次应用综合征:是血液和透析器材料、消毒剂环氧乙烷等之间,发生的急性生物不相容反应,多见于铜仿膜和醋酸纤维膜。

(7)贫血:尿毒症贫血的主要病因是缺乏红细胞生成素,其次与血液透析过程中失血、出血有关。

(8)透析性骨病:尿毒症早期即有甲状旁腺功能亢进,长期血液透析后钙和维生素 D 代谢障碍,使原有肾性骨营养不良症加重,易诱发病理性骨折。

(9)淀粉样变性:与血 α2-微球蛋白长期升高有关。临床可见骨、关节、韧带和神经等有淀粉样沉积,特别常见于桡腕关节、肩关节和滑囊等部位。表现为无症状性溶骨性损害、腕管综合征、肌腱和滑膜炎、肩周关节炎、破坏性骨关节病伴囊肿,如桡腕、肩、髋、颈椎等关节强直和病理性骨折等。

(10)透析性脑病:表现为失语、痴呆、肌阵挛、癫痫发作、行为失常等。多见于透析 14～36 个月后,为亚急性起病、进行性加重。

(11)病毒性肝炎:长期血液透析多伴免疫功能低下,经输血或接触被血污染的治疗器械而发生病毒性肝炎的机会明显增多,易转化为慢性肝炎或肝硬化。

(12)其他:长期血液透析对生活、工作、学习、生长发育等带来很多问题,易出现抑郁、孤独、焦虑、心理障碍等。此外,还可出现血液透析性周围神经病变和神经性皮肤瘙痒等。

172. 腹膜透析有哪些常识？

(1)什么是腹膜透析？

腹膜透析简称腹透。通过腹膜透析导管将腹膜透析液灌进腹腔,腹腔内腹膜的一侧是腹膜毛细血管内含有有毒物质和废物的血液,另一侧是腹膜透析液,血液里的有毒物质和废物透过腹膜进入腹膜透析液;一段时间后,把含有有毒物质和废物的腹膜透析液从腹腔里放出,再灌进新的腹膜透析液,这样不断地循环。

(2)腹膜透析适用于哪些人群？

①尿毒症:心血管疾病患者、小儿、老年人、有工作需要患者、残余肾功能较好患者、恶性高血压病患者。

②难治性心力衰竭。

③急性肾功能衰竭。

④肝功能衰竭。

⑤急性重症胰腺炎。

⑥牛皮癣。

(3)腹膜透析有什么方式？

手工透析和腹透机透析。手工透析是每天自行换液3～5次,每次留腹4～8小时不等,根据生活习惯,白天留腹时间短,夜间留腹时间长。腹透机透析又称自动腹膜透析,应用机器完成腹膜透析过程,利用晚上休息时间进行,对白天工作影响小,适用于有工作需要和上学的患者。腹透机透析减少了透析过程中大量的手工操作,减少了腹腔污染的机会,腹膜炎发生概率较低。一般腹透机透析白天留腹1次,夜间5～8循环。

(3)腹膜透析有什么优点与缺点?

优点:24小时在透析,接近于肾脏的工作模式。缺点:有毒物质和废物慢慢清理出来,透析节奏较血液透析慢。

优点:能保护非常宝贵的残余肾功能。缺点:脱水能力较差,并且因人而异,很难精确制定脱水目标。

优点:血压好控制,心血管系统稳定,适用于有心脑血管疾病的患者。缺点:腹膜炎是腹膜透析最常见的并发症,需要严格按照操作流程操作。

优点:生活质量较高,时间可自行安排,可来一场说走就走的旅行。缺点:腹膜透析在家中进行,需要自己或亲近的人做,需要相对干净无污染的空间,需要无菌操作。

优点:较血液透析更经济。

优点:血液系统传染病发生概率明显低于血液透析。

对于小儿患者来说,腹膜透析是合适的透析方式。小儿血管细,不易建立血管通路,小儿血液透析需要特殊透析器和管路,小儿血液透析技术也有别于成年人。但是,小儿腹膜面积是体表面积的2倍,能更好地清除有毒物质和废物,并且腹膜透析技术简单,不需要特殊准备。

173. 什么是肾移植?

肾移植是将健康者的肾脏移植给有肾脏疾病并丧失肾功能的患者。身体有左右两个肾脏,通常一个肾脏就可维持身体正常的代谢需求,当双侧肾功能均丧失时,肾移植是最理想的治疗方法,各种肾脏疾病发展至终末期就导致肾功能衰竭,可进行肾移植治疗。肾移植因供肾来源不同分为自体肾移植、同种肾移植和异种肾移植。

174. 影响肾移植长期存活的主要因素有哪些?

肾移植长期存活,始终是移植界最关心的问题。随着新型免疫抑制剂的开发,我国肾移植病例数量不断扩大,肾移植长期存活率逐年提高。肾移植长期存活的主要障碍是正常肾功能死亡和慢性移植肾病(称慢性排异反应或慢性移植肾功能减退),而免疫因素和非免疫因素是影响慢性移植肾病的主要因素,也是影响肾移植长期存活的主要因素。

(1)免疫性因素

①免疫抑制不足:随着肾移植存活时间的延长,如何选择理想的免疫抑制方案?免疫抑制剂应该如何调整?有关免疫抑制剂应用多大剂量、应该维持多高的谷值浓度?对肾移植患者至关重要。长期应用免疫抑制剂可产生剂量相关性和可逆性肾损害,使感染率明显增加,促进肾组织发生慢

性病理改变和影响移植肾的长期存活率。擅自停用或减量免疫抑制剂,可直接导致严重移植肾排异反应,影响移植肾的长期存活。

②急性排异反应:急性排异反应是慢性排异反应的诱发因素,也是导致肾移植失败的主要因素。急性排异、晚期急性排异、急性排异反应频发,难治性急性排异等,严重影响移植肾的长期存活。

③群体反应性抗体:群体反应性抗体是判断肾移植患者免疫状态最常用、最可靠的指标,高度致敏免疫状态患者与临床超急性排异反应关系密切,肾移植术前群体反应性抗体水平的高低与肾移植长期存活也有明显的相关性。群体反应性抗体水平高的肾移植患者,接受 HLA-A、B、DR 错配的移植肾有极大的生命风险。

④再次肾移植:第二次肾移植存活率比第一次低10%～15%,多次肾移植患者长期效果更不理想。

⑤HLA 配型:肾移植无论短期还是长期存活,配型与不配型具有显著性差异,HLA-A、B、DR 相配的肾移植效果,接近于 HLA 相同的同胞肾移植。HLA-A、B、DR 位点的相配,尤其是 DR 位点的相配,可提高 1 年肾移植存活率 6%～10%,提高 5 年肾移植存活率 10%～20%,预测半寿期(移植第 1 年后 50%的移植物失去功能的时间)增长 1 倍左右。选择与肾移植患者组织相容性抗原最接近的供体,尽量减少急性排异的次数和程度,目的是为了提高肾移植效果。显然,以同卵孪生同胞为最好,依次为异卵孪生、兄弟姐妹、父母、血缘相近的亲属。

（2）非免疫性因素

①移植肾缺血时间、急性肾小管坏死和移植肾功能延迟：移植肾热缺血时间、冷缺血时间较长，肾功能恢复必将延长，肾功能恢复率与冷缺血时间呈相关性。急性肾小管坏死不影响长期存活率。但是，急性肾小管坏死与急性排异并存，肾移植失败率非常高。移植肾功能延迟患者，1 年、3 年和 5 年存活率分别为 90％、70％和 57％。近期移植肾功能异常患者，肾移植术后排异反应发生率增加。

②原发性肾脏疾病：过去认为不适宜进行肾移植的原发性肾脏疾病，目前大部分已不再列为禁忌证。由于内科对肾脏疾病治疗的进步，肾移植后多数患者可获得满意效果。当然，肾脏疾病患者的肾移植失败率很高，明显降低了长期存活率。

③高血压：肾移植术后的高血压状态，对患者身体和移植肾可产生极大的危害。长期高血压可导致肾小球内毛细血管压力增高、滤过压增大，肾小球处于高滤过状态，导致肾功能损害。长期高血压可引起肾小球动脉硬化，进一步加重高血压。肾移植术后发生高血压，严重影响肾移植长期存活率。

④高脂血症：由于长期口服激素和免疫抑制剂，高胆固醇血症的发生率为 30％～67％，高脂血症占 20％～33％。高脂血症是肾移植患者发生动脉硬化的风险因素，约有40％肾移植患者死于心血管疾病和闭塞性血管疾病。

⑤供受者之间不匹配：供受者之间的性别、年龄、体重和体表面积的不匹配，直接影响肾移植的长期存活率。